Moderne Wundbehandlung

Springer
*Berlin
Heidelberg
New York
Barcelona
Budapest
Hongkong
London
Mailand
Paris
Santa Clara
Singapur
Tokio*

P. Wassel   H. Gerngroß (Hrsg.)

Moderne Wundbehandlung

Mit 17 Abbildungen, teilweise in Farbe

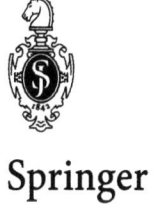

Springer

Dr. med. PETER WASSEL
Professor Dr. med. HEINZ GERNGROSS

Deutsche Gesellschaft für Wundbehandlung e. V.
Postfach 26 07, D-89016 Ulm

ISBN-13:978-3-540-64403-3 Springer-Verlag Berlin Heidelberg New York

Die Deutsche Bibliothek – CIP-Einheitsaufnahme
Moderne Wundbehandlung / Hrsg.: Peter Wassel; Heinz Gerngroß. – Berlin; Heidelberg; New York;
Barcelona; Budapest; Hongkong; London; Mailand; Paris; Santa Clara; Singapur; Tokio: Springer,
1998
  ISBN-13:978-3-540-64403-3   e-ISBN-13:978-3-642-60321-1
  DOI: 10.1007/978-3-642-60321-1

Dieses Werk ist urheberrechtlich geschützt. Die dadurch begründeten Rechte, insbesondere die der Übersetzung, des Nachdrucks, des Vortrags, der Entnahme von Abbildungen und Tabellen, der Funksendung, der Mikroverfilmung oder der Vervielfältigung auf anderen Wegen und der Speicherung in Datenverarbeitungsanlagen, bleiben, auch bei nur auszugsweiser Verwertung, vorbehalten. Eine Vervielfältigung dieses Werkes oder von Teilen dieses Werkes ist auch im Einzelfall nur in den Grenzen der gesetzlichen Bestimmungen des Urheberrechtsgesetzes der Bundesrepublik Deutschland vom 9. September 1965 in der jeweils geltenden Fassung zulässig. Sie ist grundsätzlich vergütungspflichtig. Zuwiderhandlungen unterliegen den Strafbestimmungen des Urheberrechtsgesetzes.

© Springer-Verlag Berlin Heidelberg 1998

Die Wiedergabe von Gebrauchsnamen, Handelsnamen, Warenbezeichnungen usw. in diesem Werk berechtigt auch ohne besondere Kennzeichnung nicht zu der Annahme, daß solche Namen im Sinne der Warenzeichen- und Markenschutz-Gesetzgebung als frei zu betrachten wären und daher von jedermann benutzt werden dürften.

Produkthaftung: Für Angaben über Dosierungsanweisungen und Applikationsformen kann vom Verlag keine Gewähr übernommen werden. Derartige Angaben müssen vom jeweiligen Anwender im Einzelfall anhand anderer Literaturstellen auf ihre Richtigkeit überprüft werden.

Umschlaggestaltung: Design & Production GmbH, Heidelberg
Satz: K+V Fotosatz GmbH, Beerfelden

SPIN 10677168   18/3137-5 4 3 2 1 0 – Gedruckt auf säurefreiem Papier

Vorwort

In diesem Abstractband werden die Inhalte des Ersten Kongresses der Deutschen Gesellschaft für Wundbehandlung vom 29. bis 31. Mai 1997 in Ulm vorgelegt. Der Kongreß stand unter dem Motto: „Kontroverse und Konsens bei der Behandlung chronischer Wunden". 110 Referenten aus dem deutschsprachigen Mitteleuropa sowie aus dem Ausland haben in Referaten, Postern und Workshops den aktuellen Stand der neuesten Erkenntnisse auf dem Gebiet der Wundbehandlung dargestellt und in teilweise überfüllten praktischen Kursen den Teilnehmern nähergebracht.

Die Deutsche Gesellschaft für Wundbehandlung ist ein Zusammenschluß aus interessierten Wundbehandlern aus dem Bereich der Ärzte, der Pfleger, der Forschung und Entwicklung sowie des Wundmanagements. Nach Überzeugung der Gründer der Gesellschaft ist die moderne Wundbehandlung, wenn sie zum Erfolg führen soll, nur durch ein interdisziplinäres Gedankenkonzept aus verschiedenen ärztlichen Fachrichtungen (insbesondere Chirurgie, Dermatologie und Innere Medizin), der Pflege und Altenpflege und der Forschung und Entwicklung zu erreichen. Dieses Konzept hat auch zum Inhalt, daß Erkenntnisse aus der Forschung über die erprobenden Kliniken in den ambulanten Bereich hinein, zu den meist ambulant Betroffenen, häufig unter vielen Jahren leidenden chronischen Wundpatienten geht.

Der Erste Kongreß der Deutschen Gesellschaft für Wundbehandlung hat die wichtigsten Grundlagen der modernen Erkenntnisse über die Wundheilung besprochen. Die Einzelsektionen waren gegliedert in die Bereiche „Dekubitus", „Ulcus cruris", „Moderne Wundbehandlung", „Venöses Ulkus", „Verbrennungen, Erfrierungen" sowie „Behandlung von Kriegswunden". Daneben spielten die Dokumentation und das Wundscoring, die Vermessung chronischer Wunden sowie die praktische Erfahrung bei der Anwendung moderner interaktiver Verbände bei der symptomatischen Therapie chronischer Wunden eine entscheidende Rolle. Auch die Anwendung von Antibiotika und Antiseptika wurde in Workshops dargestellt und kritisch hinterfragt. In einem Part wurde auch die Diskussion über die Pflegeorganisation bei der Versorgung chronischer Wunden und den bereits an vielen Stellen in Deutschland sich etablierenden Wundbehandlungszentren deutlich gemacht.

Der Kongreß, von 1.500 Teilnehmern aus Ärzteschaft, Kranken- und Altenpflege sowie Forschung und Industrie besucht, konnte erstmalig für dieses wichtige Problem der chronischen Wunden inhaltliche und neue Voraussetzungen dafür schaffen, die Wundbehandlung insgesamt in unserem Land zu verbessern und auf ein in angelsächsischen Ländern vorhandenes Standardkonzept anzuheben.

Ein weiterer Kongreß der Deutschen Gesellschaft für Wundbehandlung unter dem Titel „Therapiestrategien bei der Behandlung chronischer Wunden" wird vom 14. bis 16. Mai 1998 ebenfalls wieder in Ulm stattfinden. Zu diesem Zeitpunkt möchten wir Ihnen diesen sicherlich hochinteressanten und zum Nachlesen wichtigen Abstractband gerne vorlegen.

Wir hoffen darauf, daß wir durch den multimodalen Ansatz aus Fortbildung durch die *Zeitschrift für Wundbehandlung*, Anbieten von Wundmanagement-Kursen, Informationen und Fortbildungen landesweit sowie einer intakten Organisationsstruktur mit Arbeitskreisen, Fachbeirat und Mitgliederversammlung eine schlagkräftige und effiziente Gesellschaft für dieses wichtige Thema in den nächsten Jahren etablieren können.

Allen, die aktiv daran mitgearbeitet haben und in Zukunft mitarbeiten werden, gilt schon heute unser herausragender Dank, besonders bedanken wir uns bei den Autoren der Beiträge, unserem Team für die Zusammenstellung und dem Springer-Verlag für die Drucklegung dieses Bandes.

Dr. PETER WASSEL
Prof. Dr. HEINZ GERNGROSS
Präsident der DGfW

Im März 1998

Inhaltsverzeichnis

Teil I Dekubitus

1 Computergestützte Verfahren in der Prävention
von Druckgeschwüren
J. Meyer 3

2 Standardisierte Dekubitustherapie mit besonderer
Berücksichtigung der feuchten Wundbehandlung
M. Hofmann-Rösener 7

3 Neurologie/Geriatrie
E. Rath 15

4 Therapieverlauf des großflächigen Dekubital-
geschwürs
K. Sabel 22

Teil II Dokumentation und Wundscoring

5 Basisregiment und Dokumentation
von Dekubitalulzera als Grundlage
für die Weiterentwicklung der Therapie
K. Huch, M. Barczak, J. Trombetta,
J. Bäuerle und P. Kluger 29

6 Computergestützte Verfahren in der
Dokumentation von chronischen Wunden
J. Meyer 33

Teil III Moderne Wundbehandlung

7 Biokompatibilitätstestung von Wundauflagen – Theoretische und praktische Überlegungen
U. Wollina 37

8 Differenzierte Therapie chronischer Wunden mit modernen Wundauflagen
D. Eich und R. Stadler 43

9 Neue Methoden der Wundbehandlung
F.-B. Heck 45

10 Moderne Wundversorgung mit Alginaten und Hydrokolloid-Verbänden
D. Beisl 50

11 Lokale antiseptische Ulcus cruris Therapie mit Lavasept®-Lösung
R. Bienz und B. Roth 55

12 Offen-poriger Silikonschaum als nicht-verklebende Wundauflage
R. Siegel 63

Teil IV Vakuumversiegelung

13 Vakuumversiegelung (VVS) – Möglichkeiten und Grenzen der ambulanten Behandlung
M. Schwamborn und P. Wassel 69

14 Das V.A.C.™ (Vaccum Assisted Closure) Wundbehandlungssystem
B. Gosch 71

Teil V Venöses Ulcus cruris

15 Pathophysiologie der venösen
und lymphatischen Insuffizienz
S. Siedler 77

16 Die konservative Therapie des venösen Ulkus
unter besonderer Berücksichtigung von
Wachstumsfaktoren und Elektrostimulation
D. Zuder, T. Klyscz, A. Büchtemann, A. Steins
und M. Jünger 79

17 Ulcus-cruris-Behandlung mit Epidermisäquivalenten
aus autologen Zellen der äußeren epithelialen
Haarwurzelscheide
Th. Hunziker und A. Limat 89

18 Ulcus cruris – Therapieformen aus Sicht
der Plastischen Chirurgen
S. Allert, S. Deiler und W. Stock 90

19 Fasziektomie und Vakuumversiegelung
in der Therapie des Ulcus cruris venosum
U. Kohler 101

Teil VI War Injuries

20 Behandlungsprinzipien bei Kriegsverletzungen
an den unteren Extremitäten mit spezieller
Berücksichtigung der Amputationen
B. Greitemann 107

21 „Mines Injuries"
M. Nowak und Ch. Tesch 115

Teil VII Verbrennung/Erfrierung

22 Therapiekonzept bei schweren Erfrierungen
P. Meyer und A. Thomas 119

23 Die topische Behandlung der Verbrennungswunde
mit einem Kohlefasertuch, Sorusal®-Legius®
M. Brockmann, C. Krawehl-Nakth und
S. Scholten 121

Teil VIII Pflegeorganisation

24 Aspekte ärztlicher und pflegerischer Kooperation
in der Wundversorgung
S. Rheinwalt 125

Teil IX Diabetischer Fuß

25 Wundheilungsstörungen beim diabetischen Fuß
P. Meyer 135

26 Lokale antiseptische Therapie
des diabetischen Fußes
B. Roth, R. Bienz und C. Dora 139

27 Die arterielle Rekonstruktion bei Diabetes
und pAVK – Möglichkeiten und Grenzen
E.S. Debus, H.-B. Reith, St. Jessberger, S. Franke
und A. Thiede 146

28 Das Mal perforans des diabetischen Fußes –
Behandlungsstrategie und -ergebnisse
M. Pröbstel, K. Klemm und M. Börner 148

29 Rückfußerhaltende Amputationen beim Diabetiker –
Indikation oder Kontraindikation?
St. Schrinner 151

Inhaltsverzeichnis

Teil X Plastische Chirurgie

30   Dekubitusverschluß und Verschluß chronischer
     Wunden an der unteren Extremität durch
     Lappenplastiken
     M. Mentzel, T. Ebinger, H. Hoss und L. Kinzl ... 159

31   Plastisch-chirurgische Deckungsverfahren
     bei chronischen Wunden
     G. Maiwald und R. Hatz 162

32   OP-Methoden bei Dekubitalwunden
     und die postoperative Behandlung
     G. Zöch 163

Teil XI Pathophysiologie der Wunde

33   In-vitro-Wundheilungsmodelle
     W. Baschong 167

34   Veränderungen des Zellskeletts
     während der Wundheilung *in vitro*
     W. Baschong 169

35   Die lokale Therapie chronisch-arterieller
     Ulcera cruris mit thrombozytären Wachstumsfaktoren
     St. Jessberger, E.S. Debus, C. Schmitt, H.B. Reith
     und A. Thiede 171

36   Humanes Wundheilungsmodell
     für molekularbiologische Untersuchungen
     der verschiedenen Phasen der Wundheilung
     S. Gebauer, J.-B. Petri, B. Haupt,
     K. Herrmann und U.-F. Haustein 178

Teil XII Poster

37 Die nekrotisierende Fasziitis. Welchen Einfluß haben chirurgische Intervention und postoperative Wundversorgung auf den Krankheitsverlauf?
S. C. Schmidt, St. Piatek, Th. Manger und H. Lippert 183

38 Identifizierung von neuen Genen mittels Differential-Display in der menschlichen Wunde
M. Bergmann, K. Mangasser-Stephan, W. Mutschler und R. Hanselmann 184

39 Autologe Keratinozyten des Haarfollikels in der Therapie des chronischen Ulcus cruris
A. Meichlböck und I. Moll 189

40 Das bundesweite Schulungsprogramm der Orthopädie-Schuhmacher zur Primär- und Sekundärprävention des diabetischen Fußes
F. Bischof, C. Meyerhoff, K. Türk, D. Stock und J. Haisch 194

Autorenverzeichnis

ALLERT, SIXTUS, Dr., Klinikum Innenstadt, Chirurgische Klinik und Poliklinik, Nußbaumstraße 20, D-80336 München

BASCHONG, W., Dr., Universität Basel, M.E. Müller Institut, am Biozentrum der Universität, Peters-Platz 1, CH-40501 Basel

BEISL, DANIELA, Klinikum rechts der Isar der Technischen Universität München, Ismaninger Straße 22, D-81675 München

BERGMANN, MANUELA, Dr., Chirurgische Universitätsklinik, Abt. für Unfall-, Hand- und Wiederherstellungschirurgie, Molekularbiologisches Labor, D 66421 Homburg/Saar

BIENZ, REGULA, Dr., Bezirksspital Belp, CH-3123 Belp

BISCHOF, FRIEDERIKE, Dr., Forschungsstelle Allgemeinmedizin der Universität Ulm, Bundesinnung für Orthopädietechnik, Oberer Eselsberg 45, D-89081 Ulm

BROCKMANN, M., Dr., Bundeswehrzentralkrankenhaus, Abt. XIV Unfallchirurgie/Verbrennungsmedizin, Rübenacherstraße 170, D-56064 Koblenz

DEBUS, E.S., Dr., Chirurgische Klinik und Poliklinik der Universität, Abt. für Gefäßchirurgie, Josef-Schneider-Straße 2, D-97080 Würzburg

EICH, DOROTHEE, Dr., Hautklinik Minden, Portastraße 7-9,
D-32423 Minden

GEBAUER, SILKE, Dr., Hautklinik der Universität Leipzig,
Liebigstraße 21, D-04103 Leipzig

GOSCH, B., DKS, Product Manager, KCI-Medicus,
Franz Heidergasse 3, A-1230 Wien

GREITEMANN, B., PD Dr., Klinik Münsterland der LVA Westfalen,
Auf der Stöwwe 11, D-49214 Bad Rothenfelde

HECK, FRAUKE-BIRGIT, 3M Medica, Gelsenkirchener Straße 11,
D-46325 Borken

HOFMANN-RÖSNER, MONIKA, MA, Chirurgische Universitätsklinik
Würzburg, Josef-Schneider-Straße, D-97080 Würzburg

HUCH, K., Dr., Orthopädische Klinik mit
Querschnittgelähmtenzentrum der Universität Ulm,
Oberer Eselsberg 45, D-89081 Ulm

HUNZIKER, TH., Prof. Dr. med., Inselspital Bern, Inselspital,
CH-3010 Bern

JESSBERGER, ST., Dr., Chirurgische Klinik und Poliklinik
der Universität, Abt. für Gefäßchirurgie,
Josef-Schneider-Straße 2, D-97080 Würzburg

KOHLER, ULRICH, Dr., Wiesenstraße 26, D-76646 Bruchsal

MAIWALD, G., Dr., Klinikum Großhadern,
Abt. für Plastische Chirurgie, Marchionistraße 15,
D-81377 München

MEICHLBÖCK, ALEXANDER, Dr., Hautklinik, Hautambulanz,
Theodor-Kutzer-Ufer 1-3, D-68135 Mannheim

Autorenverzeichnis

MENTZEL, MARTIN, Dr., Chirurgische Universitätsklinik und Poliklinik, Abt. für Unfallchirurgie, Hand-, Plastische- und Wiederherstellungschirurgie, Steinhövelstraße 9, D-89075 Ulm

MEYER, JOHANNES, ProMedios, Institut für medizinische Kommunikation GbR, Kirchentwiete 37–39, D-22765 Hamburg

MEYER, PETER, Dr., Bundeswehrkrankenhaus, Abt. für Innere Medizin, Oberer Eselsberg 40, D-89081 Ulm

NOWAK, MICHAEL, OFA, Bundeswehrkrankenhaus, Abt. II Chirurgie, Lesserstraße 180, D-22049 Hamburg

PRÖBSTEL, MICHAEL, Dr., Berufsgenossenschaftliche Unfallklinik, Friedberger Landstraße 430, D-60389 Frankfurt

RATH, EDUARD, Rehabilitationszentrum, Klinik Bavaria, D-94571 Schaufling

RHEINWALT, SABINE, Klinikum der Stadt Ludwigshafen, Bremserstraße 79, D-67063 Ludwigshafen

RHEIT, H.-B., Chirurgische Klinik und Poliklinik der Universität, Gefäßchirurgie, Josef-Schneider Str. 2, D-97080 Würzburg

ROTH, BEATE, Dr., Bezirksspital Belp, Chirurgische Kliniken, CH-3123 Belp

SABEL, KARL, Klinikum der Universität, Medizinische Intensivstation, D-93042 Regensburg

SCHMIDT, S.C., Dr., Virchow-Klinikum, Klinik für Allgemein-, Viszeral- und Transplantationschirurgie, Augustenburger Platz 1, D-13353 Berlin

SCHRINNER, STEPHAN, Dr., Klinikum Nürnberg Süd, Klinik für Unfallchirurgie, Breslauer Straße 201, D-90471 Nürnberg

SCHWAMBORN, M., Dr., Bundeswehrkrankenhaus Ulm,
Abt. Chirurgie, Oberer Eselsberg 40, D-89081 Ulm

SIEDLER, S., Dr., Universitäts-Hautklinik, Aubruggerplatz 8,
A-8036 Graz

SIEGEL, ROLF, Dr., Oberflächenforschung, bionic surfaces,
Am Sonnenhof 2, D-97076 Würzburg

WOLLINA, UWE, Prof. Dr.,
Klinikum der Friedrich-Schiller-Universität Jena,
Klinik für Hautkrankheiten, Erfurter Straße 35, D-07740 Jena

ZÖCH, G., Dr., Donauspital, Abt. Plastische Chirurgie,
A-1220 Wien

ZUDER, DANIEL, Universitäts-Hautklinik, Liebermeisterstraße 25,
D-72076 Tübingen

TEIL I

Dekubitus

KAPITEL 1

Computergestützte Verfahren in der Prävention von Druckgeschwüren

J. Meyer

In der Behandlung von Druckgeschwüren hat sich in den letzten 10 Jahren eine Menge verändert. Die Prävention hat diese Entwicklung nicht mitgemacht. Zum einen liegt das nach wie vor am schlechten Stellenwert des Begriffs „Prävention", worüber viel geredet wird, aber die Umsetzung in die Praxis nach wie vor schwierig ist. Um dem Begriff der Prävention dem ihm nötigen Stellenwert zu geben, muß diese meßbar und nachvollziehbar sein. Prävention muß den gleichen wissenschaftlichen Kriterien unterliegen, wie alle anderen medizinischen Bereiche. Die Messung von Auflagedrücken bei Patienten ist ein Kriterium, um diese Bedingungen in der Praxis umzusetzen.

Warum ist das Messen von Auflagedrücken notwendig?

Externer Druck führt zur Minderperfusion im kapillären Endstrombereich. Die Minderperfusion ist ein wichtiger Faktor in der Entstehung eines Druckgeschwürs. Im den exogenen Druck zu senken, muß dieser meßbar sein. Da wir es bei den endogenen Drücken im peripheren Gefäßbereich mit einer Situation zu tun haben, die multifaktoriell und einer Vielzahl von Parabeln unterliegt, und es im Moment noch keine exakten physiologischen, geschweige denn pathophysiologischen Druckwerte gibt, kann der Ansatz zum jetzigen Zeitpunkt nur sein, den exogenen Druck zu messen und vor allem auch die Maßnahmen zur Druckentlastung überprüfbar zu machen.

Meßverfahren früher und heute

Auf die Geschichte der Meßverfahren soll hier nicht weiter eingegangen werden. Vielmehr sollen hier die Möglichkeiten der Messung von Auflagedrücken heute dargestellt werden.
Der Stand der Technik ist heute, die Verwendung von Meßmatten mit einer großen Anzahl von Sensoren und der Möglichkeit die erhobenen Werte mit einem Computerprogramm weiterverarbeiten zu können.

Welche Anforderungen sind an solche Meßsysteme zu stellen?

Eine möglichst große Anzahl von Sensoren muß vorhanden sein, da nur dann gewährleistet ist, daß alle Bereiche zu erfassen sind und einzelne Druckunterschiede auf kleinstem Raum dargestellt werden können. Die Stabilität der Sensoren ist ein wichtiger Punkt, da alle unterschiedlichen Sensorsysteme mit der Zeit einer Veränderung der Genauigkeit unterliegen. Ein Hauptbereich der Exaktheit ist die Hysterese. Diese ist definiert als das Nachwirken einer Kraft, nachdem diese schon nicht mehr ausgeübt wird. D. h. Sensoren zeigen noch einen Druck an, auch nachdem dieser nicht mehr vorhanden ist. Dieses spielt eine Rolle bei sich relativ schnell verändernden Drücken, wenn eine Dynamik in dem Prozeß der Messung vorhanden ist. Man muß klar unterscheiden zwischen einem Zustand der Statik, d.h. ein Patient liegt ohne Muskelaktivitäten im Bett, oder der Prozeß wird dynamisch durch Bewegungen jeglicher Art. Die Hysterese ist abhängig von der Höhe des Druckmeßbereiches. Also muß die Abweichung der erhobenen Meßwerte von den tatsächlichen Druckwerten in einem bestimmbaren Bereich sein. Eine Abweichung bis ±10% ist hierbei tolerabel.

Bedingt hierdurch erhebt sich die Forderung der Kalibrierbarkeit. Ein Meßsystem muß zu kalibrieren sein, um genau diese Abweichungen im Toleranzbereich halten zu können.

Eine Option zur dynamischen Messung sollte vorhanden sein, d.h. daß die Messungen auch unabhängig von stationären Rechnereinheiten durchführbar sein müssen. Dieses spielt eine große

Computergestützte Verfahren in der Prävention von Druckgeschwüren

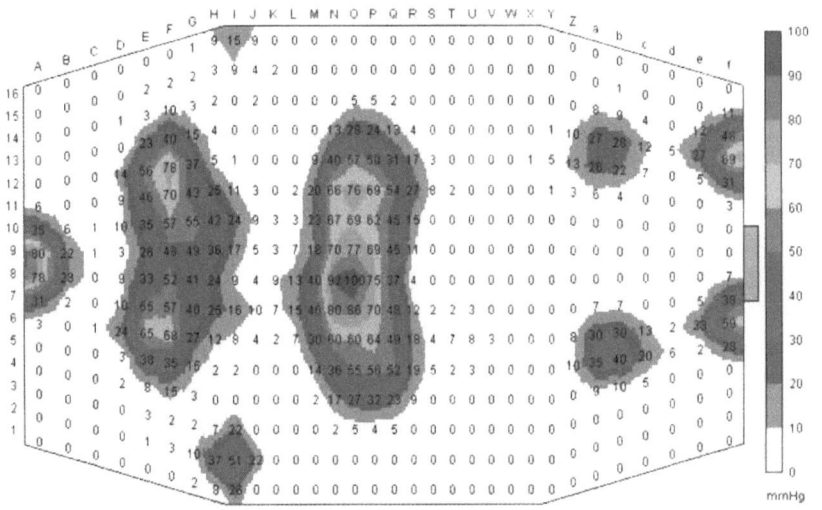

Abb. 1.1. Exemplarische Messungen mit dem Force Sensing Array (FSA) System

Rolle zum Beispiel bei Messungen in Rollstühlen. Die einfache klinische Anwendbarkeit muß vorhanden sein, damit diese Messungen auch von Personen durchgeführt werden können, die keine ausgesprochenen Computerexperten sind.

Aus der Zusammenführung aller zu diesem Punkt genannten Forderungen ergibt sich, daß diese Messungen nicht nur für den klinischen Alltag tauglich sein müssen, sondern auch den wesentlich exakteren Grundlagen der wissenschaftlichen Arbeit entsprechen müssen, um kontrollierte Studien, die bisher noch nicht vorliegen, ermöglichen zu können.

Die exemplarische Messung zeigt einen Patienten, der auf einer normalen Krankenhausmatratze in Rückenlage liegt (Abb. 1.1). Jeder Punkt entspricht einem Sensorwert. Hier sind es 524 Sensoren. Der Meßbereich ist zwischen 0 bis 100 mmHg gewählt. Die Spitzendrücke mit Werten um 100 mmHg sind klar zu erkennen und zeigen die Bereiche mit der höchsten Gefährdungsstufe zur Entstehung eines Dekubitalgeschwüres auf.

Grundlagen für Messungen am Patienten

Messungen von Druckentlastungssystemen mit einem Dummy machen nur Sinn, um einen sehr groben Überblick über die Systeme zu bekommen. Ein Dummy entspricht nicht der individuellen Patientensituation und den großen Abweichungen hinsichtlich Körperoberfläche, Gewicht, Größe, Muskelaufbau etc.

Die Forderung für die Zukunft muß dahin gehen, Druckmessungen in die Kliniken zu bringen, um Studien mit einer Vielzahl von unterschiedlichsten Patienten und den unterschiedlichen Druckentlastungssystemen zu machen. Jedem Patienten sollte in den unterschiedlichsten Situationen sein an ihn adaptiertes System zur Druckentlastung zur Verfügung stehen. Wo ist der Unterschied bei Patienten unter differenten Bedingungen zwischen Statik und Dynamik? Auch hierfür müssen klinische Studien gemacht werden. Dieses gilt auch für die Druckentlastungssysteme. Die Bewertung der einzelnen Systeme darf nicht dem Hersteller überlassen werden, sondern muß den Praktikern vorbehalten sein. Durch die immer weitere Verbreitung und Anwendung solcher Meßsysteme wird sich in den nächsten Jahren eine Menge in diesem Bereich der Prävention verändern.

Kosten- und Nutzenaspekte von Auflagedruckmessungen

Auf die enormen gesellschaftlichen Kosten, die durch Druckgeschwüre entstehen, soll hier nicht weiter eingegangen werden. Nur soviel, die Kosten, die vielfach für Druckentlastung in den einzelnen Kliniken ausgegeben werden, sind sehr hoch. Und ob ein teures System soviel mehr leistet als andere, muß sich beweisen.

KAPITEL 2

Standardisierte Dekubitustherapie mit besonderer Berücksichtigung der feuchten Wundbehandlung

M. Hofmann-Rösener

Einleitung

Ich möchte Ihnen heute einen Standard zur Dekubitustherapie vorstellen. Dieser Standard ist Teil eines Gesamtkonzepts „Dekubitus", welches sich zusammensetzt aus:
- Dekubitusrisiko – Erfassungsskala (z. B. Braden-Skala)
- Standard Dekubitusprophylaxe
- Dokumentation Dekubitusprophylaxe
- Stadieneinteilung (nach Guttmann/Shea)
- Dekubitustherapiestandard
- Informationsblatt „Hydrokolloidverband"
- Dokumentationsblatt „Dekubitustherapie".

Ziel der Standardisierung

Ziel des Standards ist es, eine gültige, für alle verbindliche und präzise Richtlinie für die Dekubitustherapie zu schaffen. Mit dem Standard erfüllt man die rechtliche Anforderung – „Die Anordnung sowohl der Dekubitusprophylaxe als auch der -therapie obliegt dem ärztlichen Personal" –. Eine Lösungsmöglichkeit ist ein für alle verbindlicher Pflegestandard, welcher in Zusammenarbeit zwischen ärztlichem und pflegerischem Personal erstellt wurde. Von der Rechtsprechung wird eine „allgemeine schriftliche Anweisung gefordert, aus der deutlich hervorgeht, welche einzelnen Maßnahmen in derartigen Fällen durchgeführt werden müssen." (Arztrecht, 1988)

Lernziele

Der Standard ist wissenschaftlich belegbar (beigefügte Literaturliste); er wird jährlich oder bei Bedarf schon früher revidiert. Er erleichtert die Einarbeitung neuer Mitarbeiter und kann für die Ausbildung von Krankenpflegeschülerinnen und -schülern zur Lernzielkontrolle genutzt werden.

Mögliche Lernziele könnten wie folgt lauten:
- Der Schüler/die Schülerin soll die einzelnen Stadien eines Dekubitus erklären können.
- Der Schüler/die Schülerin soll die Richtlinien zur Dekubitustherapie benennen und begründen können.
- Der Schüler/die Schülerin soll die Notwendigkeit der Dokumentation aus pflegerischer und juristischer Sicht begründen können.

Der Standard ist dennoch kein starres Schema. Abweichungen vom Standard sind natürlich jederzeit möglich, müssen jedoch schriftlich begründet werden.

Wesentlich bei der Einführung solch eines Behandlungskonzeptes ist, daß jeder Mitarbeiter umfassend informiert ist.

Zum Standard selbst (siehe auch Tab. 2.1)

Allgemeingültige und vom Schweregrad des Dekubitus unabhängige Pflegemaßnahmen sind:
- Druckentlastung
- Vermeiden von Reibungs- und Scherkräften
- Ausreichende Ernährungs- und Flüssigkeitszufuhr
- Hautpflege

Pflegemaßnahmen und Material

Die Druckentlastung stellt die wichtigste Pflegemaßnahme im Bereich der Dekubitustherapie dar. An der betroffenen Körperstelle muß absolute Druckfreiheit herrschen, d.h. der Patient darf nie

Standardisierte Dekubitustherapie

Tabelle 2.1. Standard: Dekubitustherapie

Ressourcen bzw. Probleme
Pat. hat einen oder mehrere Dekubitus
Pat. ist lagerungsfähig

Ziel
Wiederherstellung der intakten Haut
Vermeidung von weiteren Druckschäden

Pflegemaßnahme
Qualifikation und Anzahl der Mitarbeiter: 1 exam. MA oder 1 Schüler nach Lernzielkontrolle
Material: Lagerungshilfsmittel nach Standard „Dekubitusprophylaxe",
2 Lagerungskissen, W/O-Lotion oder O/W-Lotion (je nach Hautzustand), Hydro-Kolloid-Verbände (HKV) je nach Stadium und Größe des Dekubitus, Ringerlösung, Wundantiseptikum (z.B. Octenisept®), sterile Kompressen, bei starker Exsudation Alginatkompressen

Durchführung
1.1. Information des Patienten über notwendige Maßnahmen (Verbandswechsel, Lagerung, etc.) Pat. ausdrücklich dazu auffordern, Druckschmerzen sofort zu veräußern!

1.2. Beobachtung, Erhebung des Status und Dokumentation der Maßnahme mindestens 1× pro Schicht, bei HKV bei jedem VW nach der Reinigung

1.3. STADIUM I
Druckentlastung
Lagerungswechsel alle 2h ! (Unter größtmöglicher Mithilfe des Patienten)
Patient nie auf eine bereits gerötete Stelle lagern.
Keine überflüssigen Moltex, kleine Kopfkissen, Laken und Durchzug nicht spannen !
Reibung unbedingt vermeiden!
Pat. nicht hochziehen, sondern beim „Hochrutschen" unter dem Po unterstützen oder kinästhetisch an das Kopfende bewegen.

Scherkräfte unbedingt vermeiden!
Oberkörperhochlagerung über 30° nie länger als eine halbe Stunde.
Oberschenkel leicht gespreizt in Außenrotation mit einem zusammengerollten Handtuch lagern (Bett/Stuhl).

Hautschutz
Gezielte Hautpflege entsprechend der Hautbeschaffenheit:
trockene oder Altershaut: W/O-Lotion; fettige Haut: O/W-Lotion
Intensives Einreiben vermeiden

Ernährung/Flüssigkeitszufuhr
Bei Bedarf eiweißreiche Nahrung oder zusätzliche Eiweißtrinknahrung verabreichen. Nach Absprache mit dem Arzt auf eine Flüssigkeitszufuhr von mind. 1,5 l/die achten.

1.4. STADIUM II:
Intakte Hautblasen belassen; Hautblasen, deren Spontaneröffnung unvermeidbar ist, steril abtragen. Bei Bedarf Wunddesinfektion, Therapie wie Stadium I.

1.5. STADIUM III:
Wunde gründlich mit Ringerlösung ausspülen und mit sterilen Kompressen trocken tupfen. Wunddesinfektion. HKV vorsichtig anbringen, der Verband sollte dabei mindestens 3 cm über die Wundränder hinausreichen.
Der HKV muß dann gewechselt werden, wenn die „Gelblase" die Größe der Wunde erreicht hat.
Die Erhebung des Wundstatus erfolgt immer erst nach Reinigung der Wunde.
Schorf oder Nekrosen sollten vor dem Anbringen der HKV entfernt werden.
Falls zur besseren Befestigung nötig, können mehrere HKV übereinander angebracht werden.
Wenn die Wundumgebung behaart ist, muß diese vor der Anwendung des HKV rasiert werden.
Bei tiefen und stark exsudierenden Wunden, zusätzlich Verwendung eines Alginats.

KONTRAINDIKATIONEN FÜR HKV:
- Wunden im Bereich von Muskeln, Knochen oder Sehnen werden nur unter ärztlicher Aufsicht behandelt
- Infizierte Dekubitalulzera
- Dekubitalulzera bei Pat. mit einer Immunschwäche

WEITERE THERAPIE WIE STADIUM I
1.6. STADIUM IV:
Chirurgisches Abtragen der Nekrosen
Danach Behandlung wie Stadium III

auf ein bestehendes Druckgeschwür gelagert werden. Eine zweistündliche Umlagerung ist obligatorisch. Die Auswahl des notwendigen Lagerungshilfsmittels wird mit Hilfe des Standards „Dekubitusprophylaxe" getroffen.

Reibungs- und Scherkräfte müssen unbedingt vermieden werden. Zu fest gezogene Laken oder eine zu lang andauernde Oberkörper-Hoch-Lagerung über 30 Grad richten nachweisbare Schäden an. Ein „Hochziehen" des Patienten sollte unterbleiben. Statt dessen sollte man den Patienten mit dem Durchzug oder mit kinästhetischen Methoden im Bett nach oben bewegen.

Eine Wundheilung ist nur dann gewährleistet, wenn der Patient genügend Nährstoffe, Vitamine und Spurenelemente erhält. Bei einem tiefen Dekubitalgeschwür verliert der Patient am Tag mindestens 50 g Eiweiß. Folglich muß man eiweißreiche Kost und/oder zusätzliche Eiweißtrinknahrung verabreichen. Zusätzlich sollte eine ausreichende Flüssigkeitszufuhr von mindestens 1,5 l/die gewährleistet sein (muß mit dem Arzt abgesprochen werden).

Die Hautpflege richtet sich grundsätzlich nach den individuellen Hautverhältnissen des Patienten. Die den Dekubitus umgebende noch intakte Haut muß unbedingt geschützt werden.

Prinzipiell: trockene oder Altershaut – Wasser-in-Öl-Lotion; fettige, feuchte Haut – Öl-in-Wasser-Lotion.

Die Lotionen sollten nur leicht eingerieben werden, da intensives Einreiben nachweislich zu Gewebeschäden führen kann. Gerbungsmittel, Fettsalben u.ä. finden keine Verwendung mehr.

Wundstatus

Im Stadium I
Eine landkartenähnlich begrenzte Hautrötung mit noch intakter Epidermis – sind die oben angeführten Punkte zu einer vollständigen Rückbildung ausreichend.

Im Stadium II
Oberflächlicher Hautdefekt, freiliegendes Subepidermalgewebe oder Blasenbildung – werden intakte Hautblasen belassen. Ist die Spontaneröffnung unvermeidbar, wird die Blase steril abgetragen und nach einer evtl. Wunddesinfektion mit einem dünnen transparenten Hydrokolloidverband verbunden.

Die Behandlung des Stadiums III geschieht unter den Prinzipien der feuchten Wundbehandlung und Verwendung von Hydrokolloidverbänden (HKV).

Im Stadium III
Zerstörung von Epidermis, Dermis und subkutanem Bindegewebe, ein Exsudat aus bakterienhaltigem Fibrin kann die Wunde überziehen – geht man wie folgt vor:
- Wunde gründlich mit Ringerlösung ausspülen und mit sterilen Kompressen trockentupfen. Danach Beurteilung der Wunde. Wunddesinfektion mit einem nicht wundheilungshemmenden Antiseptika (z.B. Octenisept®).
- Danach Verband mit einem passenden HKV, bei starker Exsudation zusätzliche Verwendung eines Alginats.

Im Stadium IV
Nekrosenbildung, evtl. Knochenbeteiligung – werden die Nekrosen vom ärztlichen Personal abgetragen. Danach wird wie im Stadium III verfahren.

Ziel der Dokumentation ist eine durchgängige Beurteilung und Überprüfung der Behandlungsmethoden. Alle wichtigen Kriterien müssen möglichst objektiv, genau und vollständig erfaßt werden.

Der Wundstatus muß mindestens bei jedem Verbandswechsel erhoben werden. Bereits ab dem Stadium I wird dokumentiert. Zur Beschreibung des Status werden objektive Parameter wie Farbe, Tiefe, Durchmesser, Geruch, Sekretion, vorhandene Beläge und das Stadium des Dekubitus verwandt. Abweichungen vom Pflegestandard werden im Pflegebericht schriftlich begründet.

Merkblatt „Feuchte Wundbehandlung mit Hydro-Kolloid-Verbänden (HKV)"

HKV bilden eine *artifizielle Wundblase*, d.h. sie imitieren eine geschlossene Wundblase und bilden so einen *optimalen mechanischen Schutz und zugleich ein feuchtes Milieu*.

Sie *beschleunigen die Regeneration des Gewebes* – eine Verdopplung der Reepithelisierungsrate wurde nachgewiesen – und schaffen so ein Wundmilieu, das die Wanderung und Teilung der am Heilungsprozeß beteiligten Zellen begünstigt.

Bei der Verwendung von HKV wurde außerdem eine *deutlich niedrigere Infektionsrate* nachgewiesen. Die Wundheilung unter diesen Bedingungen ist wesentlich schneller als unter Schorf.

Für einen langfristigen Heilungsprozeß ist ein feuchtes Wundmilieu unbedingt erforderlich

Bei der Auswahl unter den zahlreichen Anbietern sollten folgende Anforderungen an HKV erfüllt sein:

- *Hohe Sekret-Absorption zur Wundreinigung.* (HKV bildet zusammen mit dem Wundsekret ein Gel, welches eine Schädigung des neu gebildeten Gewebes bei d. Abnahme des Verbandes verhindert.)
- HKV sollten mehrere Tage belassen werden können, sofern nicht ein Austritt von Exsudat eine vorzeitige Abnahme erfordert.
- *Das Wundsekret muß schnell absorbiert werden, ein Austrocknen der Wunde muß aber unterbleiben.*
- Eine *konstante Materialstabilität* muß garantiert sein. Es dürfen keine Gelrückstände oder andere Fremdstoffe in der Wunde bleiben, die HKV dürfen nicht mit der Wunde verkleben.
- Die HKV müssen flexibel, d.h. individuell an die Wunde anpaßbar, und gut formbar sein. Außerdem sollte eine *gute Selbsthaftung* gegeben sein.
- Die HKV müssen *flüssigkeitsundurchlässig* sein, d.h. auf der einen Seite den Patienten bei der Ganzwaschung, bei Baden oder Duschen nicht behindern und auf der anderen Seite einen Schutzwall gegen Mikroorganismen, Stuhl, Urin u.ä. bilden. So werden Kontaminationen von außen vermieden.
- Die HKV müssen durchlässig für Sauerstoff sein, die Wunde aber thermisch von der Umwelt isolieren.
- Die HKV müssen *hypoallergen und hautfreundlich* sein, die Entfernung muß *atraumatisch* erfolgen können.

Indikationen

- Dekubitustherapie
- Ulcus cruris
- Verbrennung Grad I-II
- Spalthautentnahmestellen
- Schürfwunden

Cave

Mit HKV behandelte Schürfwunden neigen zur Hypergranulation; deshalb ist eine leichte Kompression von außen erforderlich.

Die Wunde vergrößert sich in der Reinigungsphase (Auflösen der Nekrosen).

Das „GEL" sieht aus wie Eiter o. ä., verhindert aber ein Austrocknen der Wunde und enthält die positiven Eigenschaften des Wundsekrets.

Literatur

1. FELLIN R. (1990) Die Behandlung von Dekubitalgeschwüren. Nachdruck aus Nursing Management
2. FULMER R, TERRY T., WALKER (1994) Intensivpflege älterer Menschen. Hans Huber Verlag, Bern
3. GILCHRIST B. (1992) The microbiology of wounds. In: Zentralblatt für Haut- und Geschlechtskrankheiten, Band 161, 256
4. HEFLEY M. L., RADCLIFFE J. (1990) The 1988-1989 decubitus study. Hawaii Medical Journal, 9, 346-350
5. LÜSCHER N. (1992) Decubitus Ulcers of the Pelvic Region. Bern 1992
6. ULRICH L., RENTMEISTER M. (1992) Dekubitusbehandlung nach standardisierten pflegetherapeutischen Richtlinien. Die Schwester/Der Pfleger, 1, Sonderdruck
7. WINTER G. (1962) Formation of scab and the rule of epitheliazation of superficial wounds in the skin of the young domestic pig. Nature 293-296

KAPITEL 3
Neurologie/Geriatrie
E. Rath

Einleitung

Die Behandlung von Dekubitalulzera und anderen chronischen, schlecht heilenden Wunden ist häufig von Polypragmasie gekennzeichnet und der Anwendung veralteter, zwischenzeitlich nachgewiesen uneffektiven, ja sogar eher schädigenden Therapiemethoden. Aufgrund fehlender Grundlagenstandards kommt es immer wieder zu häufigen Änderungen des Behandlungsschemas. Des weiteren besteht nicht selten eine unzureichende, lückenhafte Dokumentation des Wundzustandes und des Therapieverlaufs. Beide Aspekte erschweren die kritische Bewertung der Effektivität der angewendeten therapeutischen Maßnahmen und überlassen das Vorgehen den zufälligen, individuellen Vorstellungen des jeweiligen Behandlers.

Eine fehlende oder lückenhafte Dokumentation erweist sich bei einem Rechtsstreit als sehr problematisch und führt u. U. zur Beweislastumkehr zu Gunsten des Klägers.

Im Stationsalltag bestehen häufig Unsicherheiten und Meinungsverschiedenheiten im ärztlichen und pflegerischen Bereich, über die Zuständigkeit für die Dekubitus-Wundbehandlung. Die Dekubitus-Wundbehandlung fällt juristisch betrachtet in den Zuständigkeitsbereich des Arztes (Anordnungsverantwortung).

In unserer Klinik wurde diese Aufgabe durch die Chefärzte an die Pflege unter Leitung eines Dekubitusbeauftragten delegiert.

Der Dekubitusbeauftragte erarbeitete eine Organisationsstruktur für die Erfassung, Behandlung und Dokumentation von Wunden.

Organisationsstuktur

- Bei Aufnahme eines Rehabilitanden mit Dekubitus bzw. bei Entstehung eines Dekubitus wird unverzüglich der Dekubitusbeauftragte verständigt.
- Es wird eine Dekubitus-Wunddokumentation angelegt.
- Der Dekubitusbeauftragte erstellt eine Fotodokumentation.
- Der Dekubitusbeauftragte beurteilt die Dekubitus-Wundsituation unter Beachtung der Gesamtsituation des Rehabilitanden und bespricht mit der zuständigen Pflegekraft die Wundbehandlung und begleitende Maßnahmen.
- Der zuständige Arzt wird über den Dekubitus und dessen Behandlung informiert. Notwendige begleitende Maßnahmen werden abgesprochen.
- Es findet bei jedem Rehabilitanden mit Dekubitus-Wunden mindestes 1× wöchentlich eine Dekubitus-Wundvisite mit dem Dekubitusbeauftragten statt.
- Der Wundzustand wird zusätzlich zur Beschreibung im Verlauf 1× wöchentlich mit einem Foto dokumentiert.
- Bei Verdacht auf Wundinfektion, erneuter Nekrosebildung und Entstehung von Belägen muß umgehend eine Wundvisite veranlaßt werden.
- Bei Bedarf (z. B. Nekroseabtragung, komplizierte Wundverhältnisse) veranlaßt der Dekubitusbeauftragte ein chirurgisches Konsil.

Pflegestandards

Der Dekubitusbeauftragte erstellte, in Zusammenarbeit mit einer Arbeitsgruppe für Pflegestandards, allgemeine Richtlinien für die Dekubitusbehandlung und Behandlungsstandards für die grundlegenden Wundsituationen.

Es wurden folgende Standards aufgestellt:

- Dekubitusbehandlung Allgemeine Richtlinien
- Dekubitusbehandlung Dekubitus Stadium 1
- Dekubitusbehandlung mit Hydrokolloiden
- Dekubitusbehandlung mit Kalziumalginaten
- Dekubitusbehandlung mit Tender Wet

Diese Standards wurden mit den leitenden Ärzten besprochen und anschließend auf den Stationen eingeführt.

Präventionsstandards

Da Vorbeugung immer besser ist als Heilen – und auch billiger –, wurden selbstverständlich auch die Präventionstandards eingeführt.

- Dekubitus-Risiko-Skala
- Dekubitusprophylaxe

Fortbildungen zum Thema halfen Unsicherheiten abzubauen und den Wissensstand zu aktualisieren.

Fortbildung

- Fortbildungsveranstaltungen im eigenen Haus
- Besuch externer Fortbildungen
- Fachliteratur, Fachbeiträge
- Bed-side-teaching (Training on the job) bei Dekuvisiten

Dekubitus/Wundvisite:

- Mindestens 1× wöchentlich, bei Bedarf häufiger, bis zu täglich
- Terminabsprache mit der für den Patienten zuständigen Pflegekraft
- Information an den zuständigen Arzt
- Verbandwechsel und Wundbehandlung
- Beurteilung von Wundzustand und Heilungsverlauf
- Fotodokumentation
- Bei Bedarf Änderung des Behandlungsregimes
- Besprechung der Wundbehandlung und der Selbstpflegeanteile mit dem Patienten
- Dokumentation
- Bed-side-teaching
- Bei Bedarf Visite mit chirurgischem Konsil

Behandlungsprinzipien

- Konsequente, lokale Druckentlastung
- Wundreinigung und baldmöglichste Nekroseentfernung
- Konsequente, phasengerechte, feuchte Wundbehandlung
- Ursachen und Risikofaktoren behandeln

Als Grundlage für die Behandlung dienen die jeweiligen Standards.
Bei nötigen Abweichungen vom Standard wird dies mit Begründung dokumentiert.
Die Verbandwechselintervalle variieren je nach Wundauflage und Wundzustand zwischen 2× tägl. bis jeden 3. Tag.

Statistische Zahlen

Aufgrund der strukturierten Organisation und der vollständigen Dokumentation kann das Dekubitus-Wundmanagement auch statistisch ausgewertet werden. Ich stelle Ihnen nun einige wesentliche Zahlen aus der der Statistik 1996 vor.

Anzahl der behandelten Rehabilitanden

In der Zeit vom 1. April bis 15. Dezember 1996 wurden insgesamt 104 Rehabilitanden mit Dekubitus-Wundproblemen behandelt. Bezogen auf Kalenderwochen waren minimal 8, maximal 21 Patienten zu behandeln. Der Durchschnitt lag bei 14 Patienten pro Kalenderwoche.

Wundarten

Bei den 104 Patienten mit Dekubitus/Wunden waren insgesamt 168 Wunden zu behandeln. Bei einigen Patienten bestanden zwei oder mehr Wundprobleme (Abb. 3.1 u. 3.2). Den weit größten Anteil chronischer Wunden stellen die Dekubituswunden dar (117). Es waren Dekubiti in allen Schweregraden an den typischen Deku-

Abb. 3.1. Wundarten

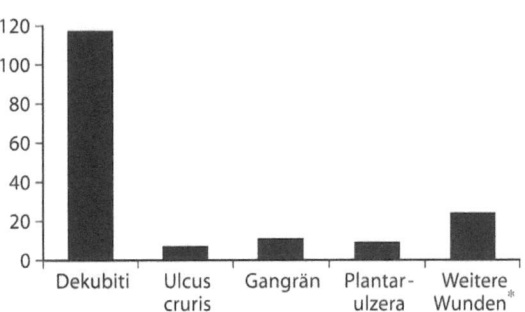

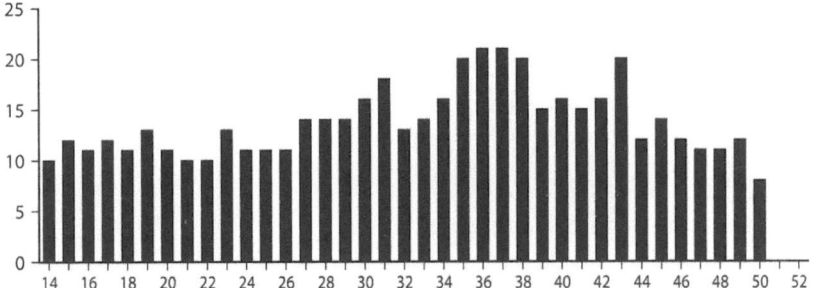

Abb. 3.2. Rehabilitanden mit Dekubitus/Wunden pro Kalenderwoche

bituslokalisationsstellen zu behandeln. Es entstanden 5 Dekubiti bei uns im Haus, alle anderen Wunden bestanden bereits bei Aufnahme.

Weitere Wunden waren Ulcus cruris (7), Gangrän (11), Plantarulzera (9) und diverse andere schlecht heilende Wunden (gesamt 24) wie sekundär heilende Op-Wunden, Transplantationswunden, Brandwunden, Wunden bei Altershaut, Wunden bei Mykosen, Schürfwunden etc..

Behandlungsverlauf: Bezogen auf Dekubiti

Die Behandlung von Dekubitalwunden ist gekennzeichnet durch einen langwierigen und zögerlichen Heilungsverlauf.

Es waren insgesamt 117 Dekubitalwunden zu versorgen.

Abb. 3.3. Behandlungsergebnisse Dekubitus

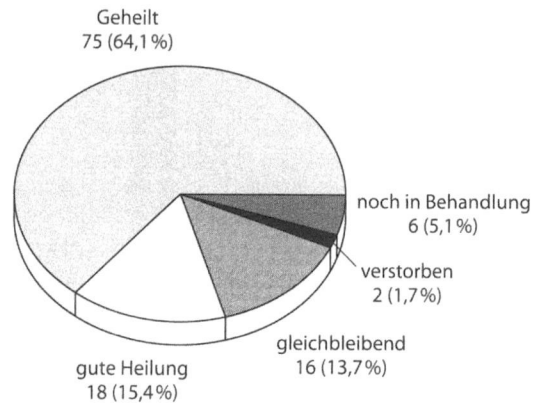

Um eine Übersicht über den Behandlungserfolg zu erhalten, wurde folgende Einteilung vorgenommen:

- Dekubitus abgeheilt
- In fortschreitender Heilung entlassen
- Bis zur Entlassung Wundsituation gleichbleibend
- Rehabilitand verstorben
- Derzeit noch in Behandlung

Folgende Ergebnisse sind festzustellen (Abb. 3.3):

- Vollständig abgeheilt sind 75 Dekubiti, dies entspricht 64,1%
- In fortschreitender Heilung entlassen 18 Dekubiti, dies entspricht 15,4%
- Gleichbleibende Wundsituation 16 Dekubiti, also 13,7%
- Ein Rehabilitand mit 2 Dekubituswunden ist aufgrund seiner Multimorbidität während des Rehabilitationsaufenthaltes verstorben, 1,7%
- Dekubitus zum Zeitpunkt der Erhebung noch in Behandlung, 6,1%

Zusammenfassung

Neben der Bedeutung der Dekubitus-Wundbehandlung für den gesamten Rehabilitationsverlauf hat das Vorhandensein bzw. das Nicht-Vorhandensein von Dekubitus-Wunden entscheidenden Einfluß auf das Selbstwertgefühl, die Selbstpflegekompetenz und die Lebensqualität des individuellen Menschen.

Durch die Klärung der Zuständigkeiten, dem Einsatz eines Dekubitusbeauftragten und durch die Organisationsstruktur mit engmaschigen Dekubitus-Wundvisiten wurde die Basis für eine erfolgreiche Therapie gelegt.

Die konsequente und ausdauernde Behandlung auf der Grundlage der aufgezeigten Behandlungsprinzipien zeigt beachtliche Heilungsverläufe.

Die vollständige Dokumentation einschließlich Fotodokumentation ermöglicht jederzeit die Darstellung der Ausgangssituation und des Verlaufs.

KAPITEL 4

Therapieverlauf des großflächigen Dekubitalgeschwürs (Redevorlage)

K. SABEL

Einleitung

Ich möchte mit den Bildern des Monitorausdrucks nach dem Ableben des Patienten und dem nicht durchbluteten Rotationslappen auf die Möglichkeit hinweisen, daß einem bei der Arbeit mit Menschen trotz eifrigen Bemühens auch immer wieder solch frustrane Erlebnisse widerfahren.

Behandlungsverlauf

Nun aber zu dem Patienten, über dessen Behandlungsverlauf ich kurz berichten darf. Der Hauptgrund für die verschiedenen Hautdefekte war der mehrmalige Versuch, den Patienten während seines ca. 4wöchigen Aufenthaltes auf der Intensivstation eines anderen Krankenhauses von der Beatmung zu entwöhnen. Interessanterweise war die Erwähnung dieser Hautdefekte im Verlegungsbericht „übersehen" worden. Um zunächst die Wunde besser beurteilen zu können, begannen wir eine Naßtherapie mit Tender Wet.

Es handelt sich dabei um ein superabsorbierendes Wundkissen, welches durch eine definierte Menge Ringerlösung aktiviert wird. Diese Kompressen müssen dann alle 12 Stunden gewechselt werden.

Der Einsatzbereich dieser Kompressen erstreckt sich über die Behandlung von infizierten Wunden, chron. Wunden wie Dekubitus und Ulcus cruris, sowie über Wundkonditionierung vor operativer Versorgung, und die Versorgung von Spalthauttransplantaten.

Therapiephase

Diese Therapiephase erstreckte sich über etwa eine Woche. Der Effekt dieser mit Ringerlösung aktivierten Kompresse besteht darin, über einen Zeitraum von 12 Stunden Feuchtigkeit an die Wunde abzugeben und gleichzeitig Abbauprodukte und Wundsekret aufzunehmen. Dies führt sehr schnell zu sauberen Wundverhältnissen und einer deutlichen Demarkierung der betroffenen Hautareale. Nach dieser Zeit wurde dem Patienten am 26. 11. 1996 eine neue Aortenklappe eingesetzt.

Am ersten postoperativen Tag versuchte ein Herzchirurg während eines Konsilbesuchs ein erstes Debridement der nekrotischen Beläge am Gesäß. Wegen der Größe und Tiefe des Defektes vertagte man ein ausgeprägteres Debridement jedoch auf den nächsten Tag und beauftragte einen Chirurgen mit dessen Durchführung.

Als auch die Hautbrücke zwischen den beiden zunächst isolierten Defekten entfernt war, kamen wir überein, die Wunde bis auf weiteres mit feuchten Bauchtüchern zu tamponieren und zweimal täglich den Verband zu wechseln. Diese Verbandtechnik war nicht nur sehr Zeitaufwendig, sondern bewirkte bei jedem Lösen des Verbandes auch immer wieder eine starke Blutung.

Verschiedene Überlegungen spielen bei der Auswahl der richtigen Verbandtechnik eine Rolle. Wundart, Wundgröße, die Ansprüche des Patienten an das Versorgungssystem (sofern er diese Ansprüche anmelden kann), die Handhabung sowie die Kosten des

Abb. 4.1.

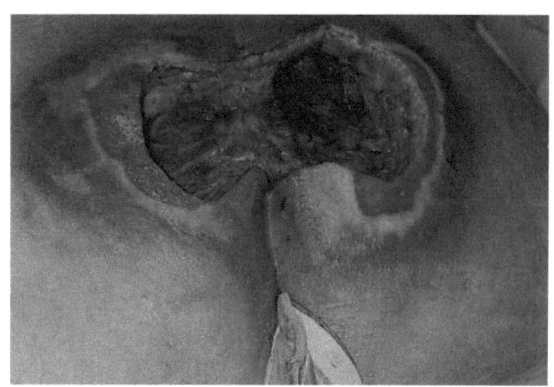

ausgewählten Verfahrens. Nicht zuletzt muß jedoch auch der Arbeits- und Personalaufwand mitbewertet werden (Abb. 4.1).

V. A. C.-Therapie

Deshalb wurde am 13. 12. 1996 erstmals eine V.A.C.-Therapie begonnen. Diese Vakuumversiegelungstherapie bewirkt im Wundbereich eine Beschleunigung der Neubildung des Granulationsgewebes. Eine Reduzierung des Wundödems, eine Durchblutungsförderung im Wundgebiet, durch das Prinzip der feuchten Wundbehandlung eine Unterstützung der Zellmigration sowie eine Reduzierung der Keimbesiedelung und die Verhinderung von Kreuzinfektionen. Die Anwendungsgebiete sind chronische Wunden, infizierte Wunden, das diabetische Ulkus und andere therapieresistente Wunden.

Einfache Handhabung, gute Schulung, sowie zeitsparendes Arbeiten mit dieser Verbandtechnik machen dieses System für den Anwender attraktiv.

Die Anwendung der Schaumstoffeinlagen erfordert zwar etwas Übung beim Zuschneiden, erspart aber später manchen Verbandwechsel.

Der Drain sollte etwa in der Mitte des Schaumstoffpolsters plaziert werden, um eine optimale Abdichtung in Verbindung mit der mitgelieferten OP Folie zu gewährleisten. Hierbei ist es wichtig eine leckagefreie Verbindung zwischen Wundgebiet und Saugeinheit herzustellen.

Mit diesem Verband kam der Patient dann am 20. 12. 1996 aus dem OP auf unsere Station zurück. Schon beim ersten Teil-VW am 22. 12. 1996 zeigte sich die nur mäßige Durchblutung des OP-Gebietes. Durch kontinuierliche Druckentlastung hofften wir trotzdem noch auf eine Wende zum Guten. Am 27. 12. 1996 stellte sich die Wunde aber bereits wieder teilweise nekrotisch dar. Der Patient verstarb in der Nacht des 30. 12. auf den 31. 12. 1996.

Zusammenfassung

Zum Abschluß möchte ich noch einige Punkte ansprechen, welche die Wundbehandlung auf Intensivstationen zum Teil sehr schwierig machen.
So stößt die Wundbehandlung auf Intensivstationen oft auf geringes Interesse der Ärzte. Chronische Wunden stellen keine akute Lebensbedrohung dar und sind deshalb oft nur von sekundärem Interesse.
Wechselnde Konsilärzte und daraus resultierende wechselnde Therapievorgaben sind ebenfalls ein Problem, mit dem man als Pflegekraft auf einer nicht operativen Station des öfteren zu kämpfen hat. Langwierige Therapieverläufe auf der Intensivstation sind eher selten und daher auch nur schwer zu dokumentieren.
  Nichtsdestotrotz stellt die Versorgung von Wunden einen interessanten und vor allem für den Patienten eminent wichtigen Bestandteil täglicher pflegerischer Arbeit auch auf Intensivstationen dar.

TEIL II

Dokumentation und Wundscoring

… **KAPITEL 5**

Basisregiment und Dokumentation von Dekubitalulzera als Grundlage für die Weiterentwicklung der Therapie

K. Huch, M. Barczak, J. Trombetta, J. Bäuerle und P. Kluger

Einleitung

Durch die Vielfalt der zur Behandlung chronischer Wunden angebotenen Produkte besteht die Gefahr zur Polypragmasie. In unseren Augen stellt eine mittlerweile auch vom Gesetzgeber geforderte Dokumentation im Rahmen der Qualitätssicherung einen brauchbaren Schutz dar.

Nach Zustimmung durch die Ethikkommission untersuchen wir im Rahmen einer prospektiven, randomisierten Doppelblindstudie ein neues Regime mit Dermapulse® (galvanischer Strom) zur Therapie von Dekubitalulzera bei Querschnittgelähmten. Die Voraussetzungen in der Abteilung für Querschnittgelähmte sind bezüglich des Personalschlüssels und der Personalschulung optimal. Verschiedene Studien (1-4) haben bereits Hinweise gegeben, daß galvanischer Strom zur beschleunigten Heilung von Dekubitalulzera beitragen kann. Der Vorteil der vorliegenden Studie liegt in der Tatsache, daß die asensiblen Patienten einen thermischen Unterschied bezüglich des Verum-Gerätes und des Plazebo-Gerätes nicht wahrnehmen können.

Material und Methodik

Patientengut

Für die vorliegende Studie werden Patienten mit sensibel kompletter und motorisch inkompletter oder kompletter Querschnittlähmung randomisiert. Häufig kommt es aufgrund der fehlenden Sensibilitätskontrolle und einer gewissen Ignoranz seitens der Patienten zur Ausbildung von multiplen, sehr großen und tiefreichenden Ulzera. Die Rezidivgefahr ist groß. Einschlußkriterium ist ein Dekubitalulkus Grad 5 nach Daniel (1979) und Stadium B/C nach Seiler (1979).

Modifizierte Einteilung nach DANIEL (1979):
Grad 0: Wegdrückbare Hautrötung
Grad 1: Fixierte Hautrötung
Grad 2: Oberflächliche Ulzeration der Dermis
Grad 3: Ausdehnung der Ulzeration bis zur Subkutis
Grad 4: Tiefe Ulzeration bis in die Muskulatur
Grad 5: Knochenbeteiligung, ggf. Einbruch in die Beckenorgane

Stadieneinteilung nach SEILER (1979):
A Wunde „sauber", Granulationsgewebe, keine Nekrosen
B Schmierig belegt, Restnekrose, keine Infiltration des umgebenden Gewebes
C wie B mit Infiltration des umgebenden Gewebes und/oder Sepsis

Randomisierung

Unsere Querschnittgelähmtenabteilung umfaßt zwei gleich große Stationen, die bezüglich ihres Patientengutes und des medizinischen Personals vergleichbar sind. Die Randomisierung erfolgt daher stationsweise, die Herstellerfirma (Gerromed® hat uns je ein funktionierendes und ein nicht funktionierendes (gleiche Bauart) Gerät (Dermapulse®) zur Verfügung gestellt.

Dokumentation

In unserem Querschnittgelähmtenzentrum wird die Therapie der Dekubitalulzera seit 2 Jahren durch ein einheitliches, nach Daniel modifiziertes Klassifikationsschema und die Stadieneinteilung nach Seiler bestimmt. Die Datenerfassung schließt nicht nur eine EDV-gestützte (Diagnostics®) Vermessung der Dekubitusgröße

(Planimetrie), sondern auch eine Tiefenvermessung der Wundtaschen („Ulmer-Meßsonde") und eine genaue Therapiedokumentation mit ein. Die Datenverwaltung und -verarbeitung erfolgt über eine entsprechende Datenbank (Access®). Zusätzlich erfolgt eine farbige Photodokumentation des Heilungsverlaufes in wöchentlichen Abständen.

Therapieschema

Nach stationärer Aufnahme und Anästhesievorbereitung (in der Regel „stand-by") Debridement der Dekubitalulzera, dann Wundkonditionierung durch Alginat (Kaltostat®), Hydrokolloide (Varihesive®) und galvanischen Strom (Dermapulse®). Um eine gute Belastungsfähigkeit im Bereich des ehemaligen Dekubitalulkus zu erreichen (Rezidivprophylaxe), wird anschließend eine plastische Deckung (faszio- bzw. myokutan) mit offener Wundbehandlung durchgeführt.

Galvanischer Strom (Dermapulse®)

Das Prinzip besteht in der Applikation eines niederfrequenten Gleichstromes (64–128 Hz, 35 mA) mit an die Wundverhältnisse angepaßter Polarität: „Minus" (alkalisierend) fördert die Granulation und Reinigung, „plus" (acidierend) die Epithelialisierung der Wunde. Entsprechend der Empfehlung der Firma Gerromed®) wurden mit physiologischer Kochsalzlösung getränkte Elektroden auf die Hydrokolloid-Platten aufgebracht. Die Behandlungszeiten betragen täglich zweimal 30 Minuten. Durch die fehlende Sensibilität kann das funktionsuntüchtige Gerät zur Behandlung der Placebogruppe dienen.

Ergebnisse

Bisher wurden in die Studie insgesamt 7 Patienten mit 13 Dekubitalulzera aufgenommen. Davon waren 3 Patienten mit 5 Dekubitalulzera in der ersten Gruppe und 4 Patienten mit 8 in der zweiten.

Aufgrund der geringen Fallzahl können bisher noch keine statistisch signifikante Daten erhoben werden.

Die bisherige Auswertung der dokumentierten Daten erlaubt eine genaue Beschreibung der einzelnen Heilverläufe verschiedener Dekubitalulzera anhand einer prozentualen Flächenentwicklung. Die Wundbeschaffenheit wurde mittels farbiger Photos dokumentiert und auf dem Verlaufsprotokoll vermerkt. Nach einem Monat hat sich die Fläche der debridierten Wunden durchschnittlich auf etwa 40% der Ausgangsgröße reduziert. Nach vier bis sechs Wochen erfolgte der plastische Wundverschluß.

Diskussion

Für die Evaluierung verschiedener Wundbehandlungsschemata ist eine solide Dokumentation des Heilverlaufes unabdingbar. Diese wird bewerkstelligt durch eine Protokollführung mittels detaillierter Verlaufsbögen, eine entsprechende, regelmäßige Vermessung der Wundausdehnung einschließlich möglicherweise vorhandener Wundtaschen, eine standardisierte Photodokumentation und schließlich die professionelle Auswertung durch EDV.

Literatur

1. FEEDAR JA, KLOTH LC, GENTZKOW GD (1991) Chronic dermal ulcer healing enhanced with monophasic pulsed electrical stimulation. In: Physical Therapy 71:639-649
2. GENTZKOW GD, ALON G, TALER GA, ELTORAL IM, MONTROY RE (1993) Healing of refractory stage III and IV pressure ulcers by a new electrical stimulation device. In: Wounds 5:160-172
3. GENTZKOW GD, POLLACK SV, KLOTH LC, STUBBS HA (1991) Improved healing of pressure ulcers using dermapulse, a new electrical stimulation device. In: Wounds 3:158-170
4. GENTZKOW GD (1992) Electrical stimulation for dermal wound healing. In: Wounds 4:227-235

KAPITEL 6

Computergestützte Verfahren in der Dokumentation von chronischen Wunden

J. Meyer

> Es soll hier eine völlig neue Methode der Dokumentation und Vermessung von chronischen Wunden vorgestellt werden. Dieses geschieht durch Videoaufnahmen und einer Software zur Berechnung der Bilder.

Warum ist die Vermessung von chronischen Wunden sinnvoll?

Über die Pflicht zur Dokumentation muß sicher nicht viel gesagt werden. Dieses ist hinreichend bekannt. Aber auch Dokumentation ist nicht gleich Dokumentation. Die Dokumentation muß auch später noch nachvollziehbar sein. D.h. auch eine nicht in die aktuelle Behandlung eingebundene Person muß sich einen Überblick über das Ausmaß des Druckgeschwüres, Status des Patienten, Behandlung und Veränderungen machen können. Diese Art der Dokumentation geht gleichzeitig über in die Möglichkeit der Verifikation der Therapie. Um den Stand der Therapie überprüfbar zu machen, müssen aktuelle und genaue Daten über die Größe einer chronischen Wunde vorhanden sein.

Um überhaupt kontrollierte klinische Studien über die Behandlung von chronischen Wunden durchführen zu können, müssen diese exakt vermessen werden.

Auch ist das ganze eine Frage der Qualitätskontrolle.

Welches sind die heutigen oder momentan üblichen Verfahren zur Wundverlaufskontrolle?

- Die visuelle Beschreibung und Dokumentation
- Photos
- Durchmesserberechnung mit Lineal oder Bandmaß
- Volumenmessung mit Flüssigkeit

Planemetrie d. h. die Wunde wird auf einer Folie nachgezeichnet, und diese Folie wird im Idealfall hinsichtlich der Größe berechnet. Diese Größenberechnung ist sehr schwierig und aufwendig, da es sich in der Regel bei chronischen Wunden nicht um normale geometrische Größen handelt.

Die momentane Entwicklung geht aber in den Bereich der digitalen Wundvermessung.

Was sind die idealen Charakteristika eines Wundvermessungssystems?

- Es muß exakt sein mit einer nur ganz geringen Meßabweichung.
- Es muß jederzeit reproduzierbar sein, auch schon abgeschlossene Messungen müssen zu überprüfen sein.
- Es muß in der Lage sein, kleine und große Wunden genauso wie solche an schlecht zugänglichen Körperbereichen genau zu vermessen.
- Das Verfahren muß standarisierbar sein.
- Es muß sich für statistische Analysen genauso eignen, wie es informativ sein muß.

Die obengenannten Charakteristika sind von Wysocki AB. im International Journal of Dermatology 1996 erhoben worden.

Videometry-System

Das VERGe Videometry-System erfüllt diese genannten Forderungen.

Es ist im nordamerikanischen Raum zum Standard der Vermessung von Wunden geworden.

Woraus besteht dieses System?

Es beinhaltet einen PC mit Pentium-Prozessor und einer Videokarte, die Bilder einer Standard HI-8mm Videokamera auf den Rechner übertragen kann. Durch die entsprechende Software findet die Verarbeitung dieser Bilder und das Vermessen der Wunden statt.

Um überhaupt Wunden auf diese Weise berechnen zu können, muß ein Kalibrierplättchen mit einem definierten Maß im Bildausschnitt plaziert werden. Dieses Kalibrierplättchen ermöglicht die Aufnahme auch aus größerer Entfernung.

Es ist einfach anzuwenden und ermöglicht eine hygienische Plazierung, da es diese Plättchen sowohl als Einmalmaterial als auch als desinfizierbares und wiederverwendbares Material gibt.

Wie wird die Messung durchgeführt?

Nachdem die vorher mit der Videokamera aufgenommene Wunde in den Rechner übertragen wurde, wird diese in der Software einfach mit der Computermaus nachgezeichnet und automatisch berechnet. Es ist im Prinzip dieselbe Vorgehensweise wie bei anderen in der Medizin eingeführten bildgebenden Verfahren wie Sonographie, CT, NMR, etc.

Ausdruck einer Wundvermessung aus dem Videometry-System

Auf dem Farbausdruck ist das originale Bild der Wunde mit der zweidimensionalen Berechnung zu sehen (Abb. 6.1). Die Größe der Wunde beträgt in diesem Fall 16,2 cm^2.

Klinische Angaben und Bemerkungen sind in standarisierter Form über Lokalisation, Äthiologie und Ausmaß der Wunde, Ernährungs- und allgemeinem Status des Patienten und über den Behandlungsplan und den Verlauf im Programm möglich. Die hier

Abb. 6.1. Ausdruck aus dem Videometry-System

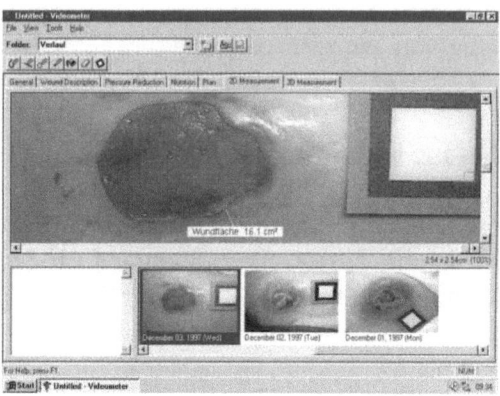

ermittelten Werte sind jederzeit in andere Computerprogramme übertragbar und somit statistisch auswertbar.

Standard heute und Ausblick in die Zukunft

Der Standard heute ist die zweidimensionale Berechnung von Wunden. Dieses System ist verfügbar und liefert exakte Berechnungen. Bei einem einfachen Handling des Systems ermöglicht es verifizierbare Daten.

Die Entwicklung, beziehungsweise das, woran gearbeitet wird, ist die dreidimensionale Berechnung von Wunden, d.h. auch das Volumen kann bestimmt werden.

Hierfür gibt es zwei theoretische Möglichkeiten. Die eine beruht auf der Grundlage der Lasertechnologie; diese ist nicht verfügbar und außerdem würde sie sehr teuer sein.

Die andere Möglichkeit ist die Stereovideometrie, die auf der Grundlage des vorgestellten Programms beruht, und die Berechnungen mit Hilfe von zwei, aus unterschiedlichen Winkeln aufgenommenen Wundbildern, durchführt. Dieses Verfahren ist in der Entwicklung und jetzt schon mit der Option zur Berechnung eines Tiefenpunktes erhältlich. Somit ist in Zukunft davon auszugehen, daß diese Berechnungen vollständig dreidimensional durchgeführt werden können, auf der Grundlage des vorhandenen Systems zur zweidimensionalen Berechnung ohne weitere Veränderungen der Hardware.

TEIL III

Moderne Wundbehandlung

KAPITEL 7

Biokompatibilitätstestung von Wundauflagen – Theoretische und praktische Überlegungen

U. WOLLINA

Biokompatibilität – eine Begriffsbestimmung

Biokompatibilität ist ein Konzept, welches als Sicherheit der Wechselwirkung lebender Zellen mit ein- oder aufgebrachten Materialien verstanden wird. Es soll mit diesem Begriff die Verträglichkeit des Materials in toxikologischer, infektologischer und kanzerogener Hinsicht beschrieben werden. Unter Reaktogenität wird die Materialqualität verstanden, welche biologische Reaktionen im Organismus verursacht [1, 2].

Spezifische Fragestellungen bei der Testung von Wundauflagen

Wundauflagen werden auf offene Wunden auf, z.T. auch als Tamponanden o.ä. in Wundhöhlen eingebracht. Sie stehen in einen direkten intensiven Kontakt zur Wundfläche (Granulationsgewebe, Wundgrund), aber auch häufig zur Umgebungshaut.

Zur Verträglichkeitsprüfung sind IOS-Standards verbindlich. Unabhängig vom Material bzw. der spezifischen Anwendung werden i.a. In-vitro-Kultursysteme herangezogen, die eine gute Reproduzierbarkeit und Vergleichbarkeit von Ergebnissen erlauben, einen direkten Bezug zum speziellen Einsatzgebiet naturgemäß nicht herstellen können. Aus dieser Erkenntnis heraus haben sich Forschergruppen im internationalen Rahmen eine Ergänzung und Präsisierung der In-vitro-Verfahren zum Ziel gestellt.

Prinzipiell werden die folgenden Testansätze in vitro unterschieden:

- Direktverfahren, bei dem Material und lebende Zellen in direkten Kontakt gebracht werden
- Indirekte Verfahren mit einer Trennschicht (z. B. Agar oder Zellulose) zwischen Material und lebenden Zellen
- Elutions- und Extraktionsverfahren

Die Überwindung der Nachteile der standardisierten In-vitro-Verfahren wird auf unterschiedlichen Wegen vorangebracht. Diese lassen sich in folgenden Stichpunkten umreißen:

- Nutzung tatsächlich an der Wundheilung beteiligter Zellen (Fibroblasten, Keratinozyten) in mehrdimensionalen Systemen
- Explantate
- Hautäquivalenzmodelle

Mit zunehmender Komplexität dieser Modellansätze wird ihre Standardisierbarkeit aufwendiger und eingeschränkter.

Biokompatibilität und Zytotoxizität

Ein wichtiger Parameter der Biokompatibilität ist die Zytotoxizität. Unter Zytotoxizität versteht man die lethale Zellschädigung infolge Materialkontakten. Die Verfahren sind etabliert und umfassen morphologische Untersuchungen, Zellzahlbestimmungen in Zählkammern oder mit Hilfe teil- bzw. vollautomatisierter Geräte sowie indirekte Verfahren, bei denen ein Abfall der Proliferationsaktivität im Vergleich zu einem Kontrollansatz erfaßt wird (z. B. über Thymidineinbau, FACS-Analysen mit Ki67 oder PCNA, Fluoreszenzmessungen proliferationsassoziierter Marker wie z. B. mit den Hoechstfarbstoffen).

Neben lethalen sind auch sublethale Schädigungen (zytopathische) zu erwarten. Diese können zu einem temporären Proliferationsstop führen und sich entweder zum Zelltod oder in Richtung einer adaptiven Reaktion der Zellen entwickeln. Zytopathische Effekte sind beispielsweise über die Bestimmung intrazellulärer Enzyme im Zellüberstand zu erfassen. Die Kompartimentierung bestimmter Enzyme (LDH, APH) läßt somit eine genauere Bestimmung der geschädigten Struktur zu [4, 5].

Reaktogene Effekte

Oberflächeneigenschaften, chemische Materialzusammensetzung, Polymerisierungsgrad, Löslichkeiten, pH-Effekte beeinflussen die Reaktionsweise lebender Zellen und Gewebe auf Wundauflagen. Ein kritischer Schritt für viele Materialien, die in den Körper eingebracht werden, ist die Zelladhäsion essentiell, so z. B. für Gefäßprothesen. Bei temporären Wundauflagen kann die Adhäsion von Nachteil sein, wenn im Rahmen des Verbandwechsels Mikrotraumen entstehen. Bei der Prüfung von Wundauflagen in vitro fällt auf, daß Hydrogele und Hydrokolloide eine je nach Testverfahren teils erhebliche Zytotoxizität erkennen lassen. In praxi regen sie die Wundheilung auf der Ebene der Granulation und Reepithelisierung jedoch an. Diese Paradoxon klärt sich auf, wenn man die Auslösung von Zytokinfreisetzungen bedenkt. Insbesondere die Interleukin-6-Liberation wird forciert. Diese Interleukin ist ein bekannter Wachstumsfaktor für Fibroblasten und Keratinozyten und vermag die klinisch-positiven Wirkungen der genannten Wundauflagen zumindest zum Teil zu erklären [4].

Die Induktion von Zytokinen stellt auch den Bezug zur Immuntoxizität her. Reaktionen des Immunsystems auf Biomaterialien können für die Prognose des medizinischen Eingriffs (z. B. Transplantion, Implanatation aber auch lokale Wundtherapie) von erheblicher Bedeutung sein. Auch die Lebensdauer der Biomaterialien wird hierdurch mitbestimmt [3].

Zusammenfassung und Ausblick

Wundauflagen sind geeignete Instrumente zur Optimierung einer gestörten Wundheilung, wie etwa bei chronischen Wunden, und können Wundheilungsverzögerungen bei akuten Wunden vorbeugen helfen. Ihre Charakterisierung umfaßt Materialprüfungen, Biokompatibilität und Reaktogenität. Bei der Interpretation von Prüfergebnissen sind im Hinblick auf klinische Wirkungen die Grenzen der Untersuchungsmodelle zu berücksichtigen, um Über- und Fehlinterpretationen zu vermeiden. Eine Optimierung der In-vitro-Modelle ist erforderlich, kann jedoch

Untersuchungen in vivo nicht ersetzen, sondern allenfalls sinnvoll ergänzen.

Literatur

1. BERGER U, HYCKEL P, SCHUMANN D, WOLLINA U (1991) Die Rekonstruktion ausgedehnter Defekte der Kopfhaut durch Anwendung der Expandertechnik. In: Z Hautkrankh 66:776-782
2. RODGERS K, KLYKKEN P, JACOBS J, FRONDOZA C, TOMAZIC V, ZELIKOFF J (1997) Immunotoxicity of medical devices. In: Fundam Appl Toxicol 36:1-14
3. SLUTSKII LI, SEVASTJANOVA NA, OZOLANTA IL, KUZMINA IV, DOMBROVSKA LE (1992) Reactogenicity of biomaterials as studied by biochemical, morphological and ultrastructural techniques. In: Cells Materials 2:119-134.
4. WOLLINA U, KNÖLL B, PRÜFER K, BARTH A, MÜLLER D, HUSCHENBECK J (1996) Synthetic wound dressings - evaluation of interactions with epithelial and dermal cells in vitro. In: Skin Pharmacol 9:35-42
5. WOLLINA U, KNÖLL B, HIPLER U-C (1996) Testung moderner Wundauflagen in vitro. Morphologische Auswirkungen auf Keratinozyten und Fibroblasten. In: Dtsch Z Mund Kiefer GesichtsChir 20:12-15

KAPITEL 8

Differenzierte Therapie chronischer Wunden mit modernen Wundauflagen

D. EICH und R. STADLER

Die herkömmliche Wundtherapie umfaßt im wesentlichen Farbstoffe, diverse Salben, lokale Antibiotika und sterile Kompressen. Trotz deutlicher heilungshemmender Eigenschaften gegenüber modernen Wunddressings sind diese Therapieformen, insbesondere im niedergelassenen Bereich, noch weit verbreitet. Demgegenüber bildet heute das Prinzip der feuchten Wundheilung die Grundlage einer differenzierten Wundtherapie. Vor diesem Hintergrund wurde in den letzten Jahren eine fast unüberschaubare Zahl moderner Verbandssysteme etabliert. Doch nicht alle Wundauflagen sind für jeden Wundtyp gleichermaßen geeignet, so daß zur Auswahl der individuell geeignetsten Wundauflage die Kenntnis der modernen Wunddressings erforderlich ist.

In der Exsudations- und Reinigungsphase sind primär Polyurethanschaumstoffe, Kalziumalginate und aktivkohlehaltige Dressings indiziert, die phasenübergreifend auch noch in der Granulationsphase Anwendung finden. Die Granulationsphase ist Hauptindikation für Hydrokolloide und Hydrogele. Diese werden mit nichthaftenden Wundauflagen und Kalziumalginaten auch in der Epithelisierungsphase eingesetzt.

Neben den genannten synthetischen Wunddressings halten zunehmend auch Zytokine und biologische Hautäquivalente Einzug in die moderne Wundtherapie. Biologische Hautäquivalente umfassen Epidermisäquivalente, Dermissubstitute und in neuerer Entwicklung befindliche kombinierte Epidermis-/Dermisäquivalente. Diese führen möglicherweise zu einer noch höheren Effektivität beim Wundverschluß.

Der phasenadaptierte Einsatz moderner Wunddressings ermöglicht meist eine rasche und komplikationslose Heilung von akuten und chronischen Wunden der Haut. Der Stellenwert von Zytokinen und neuerer vitaler Hautsubstitute wird derzeit klinisch geprüft, wobei sich interessante Möglichkeiten in der weiteren Verbesserung der Wundbehandlung bieten.

KAPITEL 9

Neue Methoden der Wundbehandlung

F.-B. Heck

Einleitung

Im folgenden Artikel werden Zahlen und Fakten der modernen Wundbehandlung, auch Wundmanagement genannt, nähergebracht. Außerdem wird ein bewährtes dreistufiges Konzept zur Prophylaxe und Therapie chronischer Wunden vorgestellt.

Wie wichtig das Wundmanagement ist, sollen am Anfang einige Zahlen verdeutlichen: 14% der stationären und 20% der ambulanten Pflegefälle leiden an einem oder mehreren Dekubitalgeschwüren.

70% der Dekubitus-Erkrankten sind ältere Menschen. Bestimmte Risikofaktoren wie z. B.:

- schlechter Hautzustand
- Inkontinenz
- und Immobilisation

findet man bei ihnen sehr häufig.

Auch das bekannte Venenleiden mit dem „Endstadium" Ulcus cruris ist weit verbreitet. 30–50% der 50jährigen leiden daran und bei jedem Vierten entwickelt sich daraus ein Ulcus cruris.

Das heißt im einzelnen:

- 58% dieser Personen weisen geringe Auffälligkeiten im Venenbereich der unteren Extremitäten auf.
- Bei 15% dieser Gruppe besteht die Gefahr einer Krampfaderbildung.
- 12% leiden an einer chronisch venösen Insuffizienz.

Aus den tiefen Beinvenen-Thrombosen können Lungenembolien entstehen, die z. B. im Jahre 1991 für 5622 Menschen tödlich endeten. Ein Viertel dieser Menschen war jünger als 25 Jahre.

In absoluten Zahlen ausgedrückt heißt das, 1991 litten 1,2 Millionen Menschen an einem Ulcus cruris. Daraus resultieren 1,2 Millionen Fehltage am Arbeitsplatz sowie 2 Millionen Krankenhaus-Tage. Nur eine Folge der Ulcus cruris-Erkrankung ist die Frühberentung. Diese liegt im Schnitt bei 7,2 Jahren vor der eigentlichen Berentung.

Der hierdurch entstandene volkswirtschaftliche Schaden geht in die Millionen. Durch geeignete Prophylaxe und Therapiemaßnahmen lassen sich diese Kosten erheblich reduzieren. In Anbetracht der Kostensituation der Krankenkassen ist dies auch dringend erforderlich.

Es bedarf also eines abgestimmten Konzeptes zur Prophylaxe und Therapie chronischer Wunden, um diese Kosten in den Griff zu bekommen. Im folgenden möchte ich einige Möglichkeiten eines Therapiekonzeptes vorstellen.

Die drei Bausteine des Wundmanagements

Dieses Konzept setzt sich aus 3 Bausteinen zusammen, die patientenfreundlich und kosteneffektiv eingesetzt werden können.

Der erste Baustein

Er ist ein transparenter Wundverband und besteht aus einer extrem dünnen Polyurethan-Folie mit einem hypoallergenen Acrylatkleber. Dieser semipermeable Wundverband ist bakterienundurchlässig, wasserdicht, atmungsaktiv und elastisch.

Bei einem beispielsweise inkontinenten Patienten können weder Feuchtigkeit noch Keime an die betroffene Stelle gelangen. Ebenso wird Reibung, die zwischen der Haut und dem Bettlaken stattfindet, vermindert. Der Verband wird, neben der unverzichtbaren Lagerung der Patienten, als Therapieunterstützung beim Dekubitus 1. Grades als Schutz vor äußeren Einflüssen eingesetzt.

Solche transparenten Wundverbände können bis zu 7 Tage auf der Haut bleiben. Der Patient kann gebadet und gewaschen werden. Durch die Transparenz hat man immer die Kontrolle über die betroffene Hautpartie und unnötige Verbandwechsel werden vermieden.

In der Nachsorge, wenn die chronischen Wunden abgeheilt sind und die Haut noch etwas dünn ist, findet der transparente Wundverband als Schutz des neuen Gewebes seinen Einsatz.

Der zweite Baustein

Dieser *zweite Baustein* des Wundmanagementes sind die Hydrokolloid-Verbände.

Die hydrokolloide Masse des Verbands besteht aus langkettigen, industriell gefertigten Zuckern, welche an eine Polymermatrix gebunden sind.

Das Einsatzgebiet dieser Hydrokolloid-Verbände ist der Dekubitus 2. Grades, also ein Dekubitus bis zum Unterhautfettgewebe, sowie beim oberflächlichen Ulcus cruris. Die hydrokolloide Masse braucht Wundkontakt, um Wundexsudat aufnehmen zu können.

Ein Hydrokolloid-Verband kann, je nach Exsudatmenge, bis zu 7 Tage auf der Wunde bleiben. Der Einsatz bei infizierten Wunden sollte sehr genau abgewogen werden. Ein täglicher Verbandwechsel ist auf jeden Fall erforderlich. Denn hydrokolloide Verbände sind solange okklusiv, bis sich eine Gelblase gebildet hat. Gerade bei anaeroben Keimen ist dies zu bedenken.

Hydrokolloid-Verbände sind in der Lage, das für die Wundheilung ideale Milieu zu schaffen:

- Konstante Wärme (thermische Isolation)
- Schutz vor Kontamination
- Ruhe

In einem feuchten Wundmilieu findet eine vermehrte Aktivität der körpereigenen Stoffe und Zellen wie Leukozyten und Makrophagen statt. Durch die längere Verweildauer und das Feuchthalten der Wunde wird das frisch granulierte Gewebe bei einem Verbandwechsel nicht zerstört. Für den Patienten bedeutet das einen schmerzfreien Verbandwechsel.

Beim ersten Verbandwechsel kann der Eindruck entstehen, daß sich die Wunde verschlechtert hat. Das ist auf das entstandene feuchte Wundmilieu und die aufgelösten nekrotischen Beläge zurückzuführen.

Nach der Reinigung mit Ringer-Lösung liegen ein klar definierter Wundrand sowie eine saubere Wundoberfläche vor. Die Wunde scheint dadurch größer als zuvor. Nach jedem Verbandwechsel wird man am Wundrand einen immer breiter werdenden Streifen von Epithelzellen beobachten können. Diese Epithelzellen wachsen ebenso am Wundgrund, nur sind sie hier kaum zu erkennen.

Verschlechtert sich der Allgemeinzustand des Patienten nicht, kann eine solche Wunde innerhalb von 6–8 Wochen abgeheilt sein. Dies ist natürlich von Patient zu Patient unterschiedlich.

Der dritte Baustein

Beim *dritten und letzten Baustein* handelt es sich um ein reines Naturprodukt: Es ist ein Kalziumalginat.

Alginate werden aus Braunalgen gewonnen. Hauptbestandteil der Braunalge ist Alginsäure. Diese wiederum ist ein Polysaccharid, also ein Vielfachzucker.

In der Wunde findet nun ein Austausch der Kalzium-Ionen aus der Kompresse mit den Natrium-Ionen aus dem Wundexsudat statt. Dadurch wird die Kalziumalginat-Kompresse gelartig.

Schmutz, Keime und nekrotische Beläge werden regelrecht in die Kompresse hineingezogen. Sie ist in der Lage ein Vielfaches ihres Eigengewichtes an Exsudat aufzunehmen und zu binden. Ist die Aufnahmekapazität erreicht, verliert sie ihre Vliesstruktur und ähnelt in Aussehen und Beschaffenheit angeweichter Blattgelatine.

Die Kompresse kann je nach Exsudatmenge bis zu 5 Tage in der Wunde bleiben.

Ihr Einsatzgebiet ist der Dekubitus 3. und 4. Grades sowie das tiefe Ulcus cruris, Wunden mit Taschenbildung oder Fisteln, stark exsudierende Wunden aller Art ebenso wie offene Karzinomwunden. Auch infizierte Wunden können mit der Kalziumalginat-Kompresse behandelt werden. Hierbei ist zu beachten, daß der Verband mindestens 1× täglich gewechselt werden muß, bis die Infektion nicht mehr besteht.

Neue Methoden der Wundbehandlung

Zur Abdeckung einer Kalziumalginat-Kompresse sollte ein transparenter Wundverband benutzt werden, der mehrere Vorteile gegenüber herkömmlichen Verbänden hat:

- Die Wunde kann überwacht werden, ohne daß ein Verbandwechsel vorgenommen werden muß.
- Genauso wird die Aufnahmekapazität der Kompresse kontrolliert.
- Außerdem haben wir die gleichen Vorzüge wie bei einem Hydrokolloid-Verband: Konstante Wärme, Feuchtigkeit, Schutz vor Kontamination und Ruhe.

Normale Mull-Kompressen können die Wunde austrocknen, wenn nicht genug Exsudat gebildet wird. Die Kalziumalginat-Kompresse sollte gewechselt werden, wenn die Vliesstruktur nicht mehr zu erkennen ist. Sie kann mit einem sterilen Tupfer oder einer Pinzette aus der Wunde genommen oder mit Ringer-Lösung herausgespült werden.

Beim ersten Verbandwechsel wird sich das gleiche Bild bieten, wie bei den Hydrokolloid-Verbänden beschrieben: Die Wunde scheint sich vergrößert zu haben. Die Gründe sind bei den Alginaten die gleichen wie bei den Hydrokolloid-Verbänden.

Bei tiefen Wunden mit sehr wenig Exsudatbildung ist es ratsam, die Kalziumalginat-Kompresse vorher mit Ringer-Lösung anzufeuchten, um ein austrocknen zu vermeiden. Für Wunden mit Taschenbildung werden Kalziumalginat-Tamponaden angeboten, die sich sehr leicht plazieren lassen.

Auch hier wird man nach 2–3 Verbandwechseln einen immer breiter werdenden Rand von Epithelzellen entdecken, die langsam zur Mitte hin wachsen und so die Wunde verschließen.

Sicher sollte man die Kosten einer solchen Wundbehandlung nicht außer acht lassen, gerade im Hinblick auf die Sparzwänge, die heute überall im Gesundheitsbereich immer drängender werden. Der medizinische und auch der ökonomische Nutzen eines effektiven Wundmanagements jedoch wiegt die Kosten mehr als auf. Denn die erfolgreiche Therapie chronischer Wunden beugt schwerwiegenden Folgeerkrankungen, wie sie eingangs geschildert wurden, vor. Damit können Behandlungskosten vermieden werden und – last but not least – auch die Leiden des Patienten.

KAPITEL 10

Moderne Wundversorgung mit Alginaten und Hydrokolloid-Verbänden

D. BEISL

Einleitung

Chronische, sowohl auch sekundärheilende Wunden mit Gewebeaufbau heilen schneller und besser in einem feuchten Milieu.
Diese Erkenntnis wurde erstmals durch den englischen Mediziner George Winter, im Jahre 1962, publiziert.
Dies führte verstärkt zur Entwicklung von Wundauflagen, die der Wunde über den gesamten Zeitraum der Wundheilung hinweg ein optimales, feuchtes, sprich körpereigenes Milieu sichern.

Sekundärheilende Wunden

Sekundärheilende, wie auch chronische Wunden stellen immer noch eine große Herausforderung dar. Ärzte und Pflegekräfte müssen sich vermehrt dieser Herausforderung stellen mit dem Ziel, den Patienten eine optimale Wundversorgung zu bieten, die zusätzlich auch noch zeitsparend und kostengünstig ist.

Sekundärheilende, chronische Wunden sind meist tiefe, zerklüftete und nicht selten infizierte Wunden. Die dadurch entstehende, vermehrte Sekretion, vor allem in der Exsudationsphase, fordert einen saugfähigen und zugleich wundheilungsfördernden Verband. Bei infizierten Wunden ist ein Hauptziel, daß die Wunde so schnell wie möglich den Status einer kontaminierten Wunde erreicht. Ich möchte nun das Wundversorgungskonzept mit Alginaten und Hydrokolloid-Verbänden vorstellen.

Wundversorgungskonzept

Der Rohstoff für die Herstellung von Kalziumalginat-Fasern ist Alginsäure, die aus marinen Braunalgen gewonnen wird. Die ersten wissenschaftlichen Arbeiten über die Extraktion von Alginaten aus Braunalgen legte der Chemiker E.C. Stanford Ende des 19. Jahrhundert vor. Heute werden jährlich tausende von Tonnen Alginate für die verschiedensten Anwendungsbereiche produziert. Die Wirksamkeit von Algen für die Wundbehandlung ist seit langem in der Volksmedizin bekannt.

Belegt ist, daß Algen von Seeleuten vor Schlachten gesammelt und als Verbandstoff verwendet wurden.

In den 40er Jahren beschäftigte sich vor allem Georg Blaine, ein Major des British Army Medicine Corps, mit der Wirkungsweise von Alginaten. In entsprechenden tierexperimentellen und klinischen Untersuchungen wurden positive Effekte auf die Wundheilung festgestellt. Die Anwendung von Alginaten in der neuzeitlichen Wundversorgung setzte sich allerdings nur zögernd durch und erlebte erst Mitte der 80er Jahre einen neuen Aufschwung.

Die chemische Zusammensetzung und der Vorgang der Gelbildung, der für die wundheilungsfördernden Aspekte wichtig ist, sehen folgendermaßen aus.

Die Zellwände von Braunalgen enthalten Algin, das hauptsächlich aus Alginsäure und deren Salzen besteht. Chemisch gehören Alginate zu den Polysacchariden. Sie sind lineare Polymere und bestehen aus D-Mannuronsäure und Guluronsäure-Einheiten. Der Anteil und die Verteilung der beiden Bestandteile bestimmen maßgeblich die gelbildenden Eigenschaften der Alginate. Das Verhältnis dieser beiden Sequenztypen oder „Blöcke" – man spricht auch von G-, bzw. M-Blöcken, varriiert mit der Herkunft der Pflanzen, dem verwendeten Teil der Pflanze und ihrem Reifegrad.

Alginatfasern sind sehr fein und weisen durch den Herstellungsprozeß eine sehr große Oberfläche auf und sie sind hydrophil. Flüssigkeit dringt in die Fasern ein und führt zu einem Anschwellen, sie Erreichen so ein Vielfaches ihrer ursprünglichen Größe. Sie sind so in der Lage, sehr viel Exsudat aufzunehmen und auch zu speichern. Zudem kommt es zu einer Kalzium-Natrium-Austauschreaktion zwischen dem Alginat und dem Exsudat.

Durch den sukkzesiven Austausch von Kalzium- gegen Natrium-Ionen wird der Verband natriumreicher. Es kommt zur Bildung eines viskösen Gels. Zudem wird an der Wundoberfläche Kalzium durch die Zelle aufgenommen, was die Hämostase unterstützt. Mit der Zeit stellt sich ein Gleichgewicht zwischen den Austauschvorgängen ein.

Aufgrund dieser Eigenschaften von Alginaten ergeben sich therapeutische Vorteile für die Wundheilung, wie sie mit konventionellen Methoden nicht zu erreichen sind.

Alginate nehmen ca. das 20fache ihres Eigengewichts an Exsudat auf. Sie verfügen somit über eine sehr hohe Sekretaufnahmekapazität. Außerdem unterscheiden sie sich in der Art der Sekretaufnahme von textilen Geweben. Die Alginatfasern nehmen das Sekret intrakappilar auf, wobei Keime und abgestorbenes Gewebe, durch die anschließende Faserquellung, in der Gelstruktur gebunden werden. Dadurch wird der Körper in der Reinigungsphase unterstützt.

Eine deutliche Keimreduzierung, vor allem bei infizierten Wunden, kann damit erzielt werden.

Für das Entfernen von Wundsekret, Keimen und sonstigen Verunreinigungen ist eine gute Adaption der Wundauflage an die Wundoberfläche notwendig. Tiefe und zerklüfte Wundeverhältnisse sind hierbei oft problematisch in der Versorgung. Mit Hilfe der flexiblen Alginate können selbst diese Wunde sachgerecht versorgt werden.

Bei gleichzeitig hohem Sekretaufnahmevermögen wird die Wunde vor dem Austrocknen bewahrt. Das sich bildende Gel gewährleistet über die gesamte Anwendungsdauer ein wundheilungsförderndes, feuchtes Milieu.

Ein gut ausgebildetes Granulationsgewebe ist nicht nur für die nachfolgende Epithelisierung bzw. Deckung der Wunde mit Spalthaut unerläßlich, auch die Infektionsgefahr wird in dieser Phase der Wundheilung verringert.

Ein schonender, atraumatischer Verbandwechsel ist hierbei unerläßlich, um eine Schädigung des Granulationsgewebes zu vermeiden. Die Gelbildungsfähigkeit des Alginats verhindert ein Verkleben mit der Wunde. Der Verbandwechsel gestaltet sich sowohl für den Patienten als auch für das neue Granulations- bzw. Epithelgewebe atraumatisch. Alginate sind frei von Wirk- und Fremdstoffen und daher sehr gut verträglich. Allergische Reaktionen und Sensibilisierungen sind bisher nicht bekannt.

Nach entsprechender Reinigung, wird das Alginat trocken in oder auf die Wunde aufgebracht. In diesem Fall wurde aufgrund der tiefen Wundverhältnisse eine Alginat-Tamponadenform gewählt.

Als Sekundärverband kann zwischen einer konventionellen Versorgung – hier als Beispiel: Kompressen und geeignete Fixierung oder einer Okklusiv-Versorgung mit Hydrokolloid-Verbänden gewählt werden. Die Kombination Alginate mit Hydrokolloid-Verband hat sich in der Praxis sehr gut bewährt. Folgende Vorteile sprechen für diese Versorgung. Mit der Verwendung eines Hydrokolloid-Verbandes als Sekundärversorgung können zusätzlich alle wundheilungsfördernden Einflüsse der Okklusion ausgeschöpft werden. Die Tragezeit und damit die Verbandwechselintervalle können verlängert werden, da der Hydrokolloidverband zusätzlich Sekret aufnehmen kann. Die Okklusiv-Versorgung bietet Schutz vor Sekundärinfektionen. Da von außen keine Keime an die Wunde gelangen können und auch der Verbandwechsel nicht so häufig, wie bei konventioneller Versorgung erfolgen muß. Ein weiterer Aspekt, der für diese Versorgung spricht, ist der Patientenkomfort. Die Patienten können mit dieser Kombinationsversorgung z. B. duschen oder baden, der Verband wird nicht mehr so häufig gewechselt, und der Verbandwechsel gestaltet sich schmerzarm. Und ein weiteres Kriterium ist natürlich auch die schnellere Wundheilung.

Zusammenfassend kann gesagt werden, daß bei chronischen und sekundärheilende Wunden mit der Kombination Alginat plus Hydrokolloid-Verband sehr gute Erfolge erzielt werden können.

KAPITEL 11

Lokale antiseptische Ulcus cruris Therapie mit Lavasept®-Lösung

R. BIENZ und B. ROTH

Einleitung

Empfehlungen zur Therapie des Ulcus cruris sind äußerst vielfältig und die Analyse der neusten Literatur zeigt, daß diverse Behandlungskonzepte mit verschiedenen Therapieschwerpunkten propagiert werden.

Wir sind überzeugt, daß neben der unbestrittenen entscheidend wichtigen Frage der Verbesserung der Trophik, der ebenfalls wichtigen Frage der Ulkusreinigung, der Granulationsförderung und der Epithelisation in allen aktuellen Therapiekonzepten die Frage der antiinfektiven lokalen Therapie zu wenig berücksichtigt wird. Jedes Ulcus cruris, unabhängig der ätiologischen Entstehung ist als infiziert oder zumindest kontaminiert zu betrachten. Jede lokale aktive Infektsituation führt zu einer Ödembildung, einer Schwellung des Gewebes und damit obligaterweise natürlich auch zu einer verschlechterten Sauerstoffsättigung. In unserem Therapiekonzept ist deshalb von absoluter Wichtigkeit, neben den erwähnten unbestrittenen Therapiepunkten, der lokalen Antiseptik zur Therapie und Prophylaxe infektiöser Zustände des Ulcus cruris die erste Priorität zuzuweisen.

Es muß nach unserer Therapieüberlegung dringendst vermieden werden, daß im trophisch geschädigten und für das Angehen einer Infektion prädestinierten Ulkusgrund Infektionen sich weiter ausbreiten oder gar erst entstehen können. Da die Therapie des Ulcus cruris zeitaufwendig ist und immer, vor allem beim chronischen Ulcus cruris sich über mehrere Wochen hinzieht, ist es schon nur aus der verantwortlichen Überlegung der ganzen Resistenzproblematik systemischer Antibiotika nicht statthaft, die bei jedem Ulkus vorhandene Infektkomponente, antibiotisch zu behandeln. Da in der neuen Literatur zudem schlüssig bewiesen ist, daß diverse Antibiotika, vor allen Dingen topisch-lokal eingesetzte, die Wundheilung behindern, soll nach unserer Therapieüberlegung die entscheidend wichtige Komponente des obligaten Infektes lokal antiseptisch und nicht antibiotisch behandelt werden. Durch Kramer und Werner ist ja auch formuliert worden, den lokalen Infekt lokal, den systemischen Infekt systemisch zu behandeln.

Da jegliche Ulkustherapie immer langdauernd ist, muß also mit einer Substanz gearbeitet werden, die alle Kriterien, welche an eine antiseptisch wirksame Spüllösung gestellt werden, erfüllt: Gewebeverträglichkeit, fehlende Toxizität, keine Allergisierung. Im weiteren darf eine solche Lösung Substanzen, die heute einer kritischen Betrachtung unterliegen, wie PVP, Jod, Aldehyd nicht enthalten.

Heute steht mit der Biguanidlösung Lavasept® eine antiinfektive Substanz zur Verfügung, die alle diese Kriterien erfüllt. Es darf anhand experimenteller Arbeiten als gesichert gelten und anhand klinischer Erfahrungen bestätigt werden, daß die Lavasept®-Lösung neben ihrer guten antiinfektiven Wirkung die Wundheilung, also die Granulationsförderung und Epithelisation nicht behindert, sondern direkt fördert.

Mit der vorliegenden Arbeit stellen wir ein Patientenkollektiv von 84 Patienten vor, die in unserer Klinik lokal antiseptisch einzig mit Lavasept®-Lösung und ohne andere lokale oder systemische Antiinfektiva behandelt wurden. Es handelt sich um eine retrospektive Analyse von 84 Patienten mit venösen Ulcera cruris, die im Zeitraum von 1984–1994 lokal antiseptisch nach einem konsequenten Therapieschema behandelt wurden.

Ziel der antiseptischen Behandlung des venösen Ulcus cruris

Das Ziel der antiseptischen Behandlung beim venösen Ulcus cruris ist also die Dekontamination und damit auch das Verhindern einer sekundären Infektion. Im weiteren muß der Wundgrund gesäubert, die Granulation und die Epithelisation gefördert werden. Im weiteren sollen je nach Größe des zu behandelnden Ulcus cruris optimale lokale Verhältnisse für eine durchzuführende Hauttransplantation geschaffen werden.

Ziele der antiseptischen Behandlung beim Ulcus cruris
• Dekontamination
• Verhinderung sekundärer Infektionen
• Wundsäuberung
• Granulationsförderung
• Epithelisationsförderung
• Schaffen optimaler lokaler Verhältnisse
• vor Hauttransplantation

Allgemeine Therapiegrundsätze

Grundsätzlich läßt sich die obligate lokale Ulcus cruris Therapie in drei Phasen einteilen. Als erstes soll der Ulkusgrund gereinigt, also débridiert werden. Dies kann erreicht werden durch chirurgische Maßnahmen, durch enzymatisch wirkende Substanzen wie z.B. Fibrolan®, Iruxol®, Zucker und Honig. Ob die Lavasept®-Lösung eine enzymatisch-débridierende Zusatzwirkung hat ist unklar und eher unwahrscheinlich.

In der zweiten Phase muß die Granulation gefördert werden. Dies wird durch Ringerlösung, Zinkchlorid, Solcoseryl® erreicht. Klinisch kann auch klar eine deutlich raschere Granulation des Ulkusgrundes mit einer antiseptischen Abdeckung mit Lavasept®-Lösung dokumentiert werden, obwohl zu dieser Frage experimentelle Arbeiten noch ausstehen.

Ein gesäuberter und mit Granulationen bedeckter Ulkusgrund muß durch stabile Epithelien überdeckt werden. Nachgewiesen ist, daß die Epithelisation bei der Anwendung von Hydrogelen gefördert wird. Unter der antiseptischen Abdeckung mit Lavasept®-Lösung kann zumindest anhand der klinischen Erfahrungen gezeigt werden, daß die Epithelisation nicht behindert sondern gefördert wird. Entsprechende beweisende Arbeiten stehen auch zu dieser Frage noch aus.

Als allgemeiner Therapiegrundsatz muß auch festgehalten werden, daß gerade in der Anfangsphase der Ulkusbehandlung, in welcher sich regelmäßig Schwellungen und Ödem der ganzen unteren Extremität finden, die möglichst konsequente Hochlagerung des Beines sowie häufig auch eine absolute Immobilisation für die ersten Tage zu empfehlen ist. Über die allgemeine Verbandwechseltechnik sowie auch auf die Frage korrekter komprimierender Verbände soll in dieser Arbeit nicht näher eingegangen werden.

Allgemeine Lokaltherapie des Ulcus cruris	
Ulkusreinigung/Débridement	• chirurgisch
	• Fibrolan, Iruxol
	• Zucker, Honig
	• Lavasept?
Granulationsförderung	• Ringer
	• Zinkchlorid
	• Solcoseryl
	• Lavasept
Epithelisation	• Hydrogel
	• Lavasept

Spezielles

Neben den erwähnten, auch für uns verbindlichen allgemeinen Therapiegrundsätzen, weisen wir der antiseptischen Abdeckung des Ulcus eine übergeordnete Bedeutung zu. Mit der lokalen Anwendung der Biguanidlösung Lavasept® wird die gewünschte rasche und zuverlässige Dekontamination bei hoher Gewebeverträglichkeit und die Förderung der Granulationsbildung erreicht. Durch die lange Aufrechterhaltung eines optimalen Dekontaminationszustandes werden sekundäre Infektionen vermieden und so ungestörte Wundheilungen ermöglicht.

Praktisches Vorgehen

Zu Therapiebeginn, also in der Phase der Ulkusreinigung, werden die Ulcera cruris mechanisch mit feuchten Lavasept Longuetten grob gereinigt und dann anschließend während mindestens 5-10 min mit Lavasept®-Lösung befeuchteten Longuetten ausgelegt und damit dekontaminiert. Dann wird eine enzymatisch debridierende Substanz aufgetragen und ein Verband angelegt. Sobald der Ulkusgrund gesäubert ist, arbeiten wir nur noch mit Lavasept®-Lösung getränkten Longuetten, die in dieser Phase zweimal täglich gewechselt und neu befeuchtet werden.

73 der nachkontrollierten 84 Patienten (86,9%) wurden rein lokal antiseptisch mit Lavasept®-Lösung therapiert. 11 Patienten (13,1%) wurden zusätzlich in der Anfangsphase wegen phlegmonösen Umgebungsreaktionen (7) oder Diabetes mellitus (4) systemisch zusätzlich antibiotisch therapiert.

Lokale antiseptische Ulcus cruris Therapie mit Lavasept®
• Nur rein lokal antiseptisch behandelt: 73 Pat. (86,9%)
• Lokal antiseptisch und antibiotisch behandelt: 11 Pat. (13,1%)

Statistik

Lokale antiseptische Ulcus cruris Therapie mit Lavasept®	
Statistik	84 Patienten
Durchschnittliche Therapiedauer vor Lavaseptanwendung	3,2 Jahre (4 Mte - 16 Jahre)
Durchschnittsalter	54 Jahre (35 Jahre - 79 Jahre)
Frauen	72 Pat. (85,7%)
Männer	12 Pat. (14,3%)

Alle Patienten zeigten eine äußerst belastete Anamnese multipler erfolgloser Therapieversuche medikamentös konventioneller und chirurgischer Art.

Analysieren wir die chirurgischen Vorbehandlungen der 84 Patienten so sehen wir, daß 51 crossektomiert sind, bei 56 wurde ein

Stripping der Vena saphena magna im Laufe der Behandlung, bei 72 wurden Phlebektomien, bei 48 Perforantenligaturen sowie bei 19 Ligaturen der Vena saphena parva durchgeführt. Bis zum Zeitpunkt der adjuvantiven Lavasept®-Therapie wurden 101 Hauttransplantationen (zwischen 1-4 Mal) durchgeführt.

Im Verlauf der mit Lavasept® kombiniert durchgeführten Therapie kam es bei 26 Patienten zu einer spontanen Epithelisation. Bei 20 Patienten wurde der gesäuberte und aufgranulierte Ulkusdefekt mit einem Thiersch-, bei 38 Patienten mit einem Meshgraft-Transplantat gedeckt.

Nachkontrollresultate

Zum Zeitpunkt der Nachkontrolluntersuchungen, welche in einem Zeitraum von 3-12 Jahren durchgeführt wurden, waren 69 Pat. (82,1%) rezidivfrei. Bei 7 Pat. (8,3%), war es in der Verlaufsanamnese vorübergehend wieder zu offenen Hautstellen gekommen. Bei 8 Pat. (9,5%) fand sich zum Zeitpunkt der Nachkontrolle erneut ein Ulcus cruris. Diese 8 Pat. wurden erneut nach unserem Therapiekonzept behandelt.

Lokale antiseptische Ulcus cruris Therapie mit Lavasept®		
Lokale Therapie	Anzahl Patienten	Rezidive
Antiseptische Abdeckung	84	
Chir.Débridement	34	
Thiersch	20	3
Meshgraft	38	2
Spontane Epithelisation	26	3
Total	84	8 (9,5%)

Lokale antiseptische Ulcus cruris Therapie mit Lavasept®	
Nachkontrollresultate (1-12 Jahre)	
Rezidivfrei	69 (82,1%)
In Verlaufsanamnese vorübergehend wieder offen	7 (8,3%)
Zum Zeitpunkt der Nachkontrolle neues Ulcus cruris	8 (9,5%)

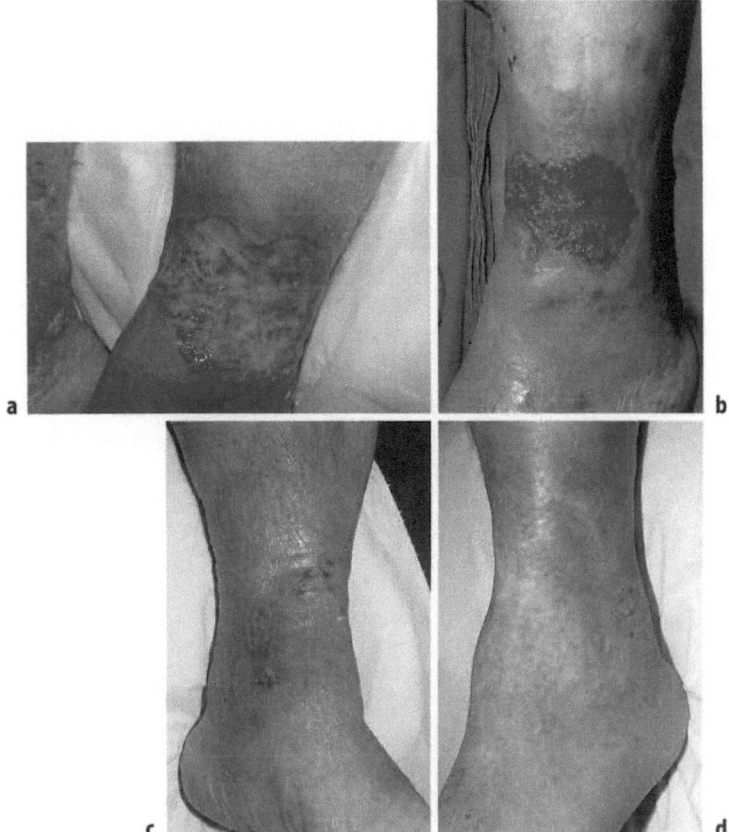

Abb. 11.1 a–d. 61jährige Patientin mit chronischem Ulcus cruris venosum. 11 Jahre erfolglose Therapieversuche, dreimaliger Versuch der Hauttransplantation. Die Patientin wurde in der Phase der Débridierung nach der Dekontamination mit Lavasept®-Lösung intermittierend in den ersten 14 Tagen mit Iruxol® behandelt. Andere systemische oder lokale Medikamente erhielt sie während der ganzen Therapiedauer nicht. **a)** Ausgangssituation. Beginn der adjuvantiven Therapie mit Lavasept®-Lösung. Zweimal täglich Verbandwechsel mit Lavasept®-Lösung getränkten Longuetten. **b)** Situation nach 3 Wochen. Deutlicher Rückgang der Entzündungs- und Schwellungszeichen. Der Ulkusgrund hat sich mit sauberen kräftigen Granulationen aufgefüllt. Beginnende Epithelisation. Nun einmal täglich Verbandwechsel und Befeuchten mit Lavasept®-Lösung. **c)** Bild nach 3 Monaten. Vollständige Epithelisation des Ulkus. **d)** Nachkontrollbild nach 4 Jahren. Kein Rezidiv. Stabile, praktisch narbenfreie Hautverhältnisse

Zusammenfassung

Die Analyse der Nachkontrollresultate der konsequent gemäß unserem in der Arbeit vorgestellten Therapiekonzept adjuvantiv mit Lavasept®-Lösung behandelten Patienten mit venösen Ulcera cruris ist als Erfahrungsbericht und nicht als randomisierte wissenschaftliche Arbeit zu werten.

Auffallend ist aber doch, daß im Kollektiv der Patienten mit einer durchschnittlichen Leidensdauer von 3,2 Jahren bei 69 Patienten zum Zeitpunkt der Nachuntersuchung von einer Heilung gesprochen werden kann. Klar ist, daß die Lavasept®-Lösung die exakte chirurgische Behandlung nicht ersetzt. Die adjuvantive antiseptische Zusatzbehandlung darf aber anhand der heutigen positiven Erfahrungen und dem einfachen Handling klar empfohlen werden.

KAPITEL 12

Offen-poriger Silikonschaum als nicht-verklebende Wundauflage

R. Siegel

Es wird über die Entwicklung eines offen-porigen Silikonschaums, der als nicht-verklebende Wundauflage bzw. als Material für Nasentamponaden eingesetzt wird, berichtet.

Die neue Wundauflage aus offen-porigem Silikonschaum (Abb. 12.1) wird nach dem 3-*Si*-Verfahren aus additions-vernetzendem Flüssigsilikon medizinischer Qualität und einer Shorehärte von 30 hergestellt. Die Wundauflage weist Poren auf, die alle miteinander in Verbindung stehen, sog. „inter-connecting pores". Hierdurch wird die innere Oberfläche um ein Vielfaches größer als die äußere, anfaßbare Oberfläche. Der Porendurchmesser liegt bei der

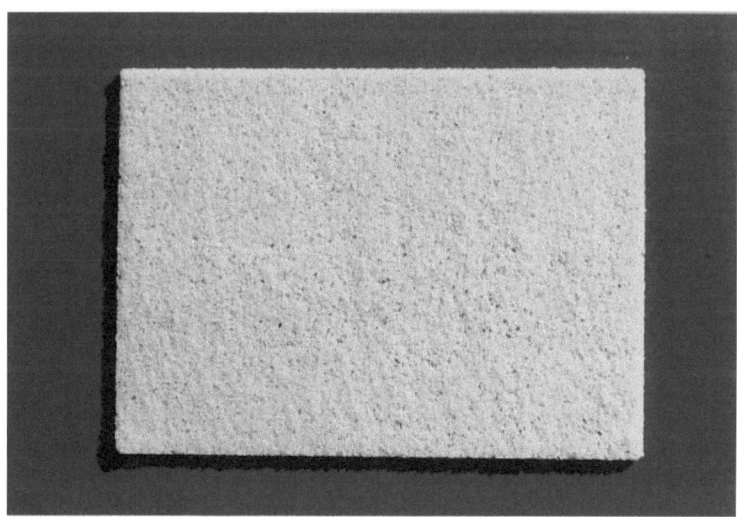

Abb. 12.1.

Standardausführung bei 270 µm, die Stärke des Schaums beträgt 1,3 mm, die Porosität beträgt ca. 75%.

Im Gegensatz zu anderen modernen Wundauflagen, z.B. kapillar- bzw. osmotisch-aktiven Alginaten, Hydrogelen oder Hydrokolloiden, erfolgt hier die Aufnahme und Speicherung von Wundsekret „nur" mechanischpassiv – wobei die mit Teflon® vergleichbare Hydrophobie von Silikon hierfür ausschlaggebend ist.

Das in der offen-porigen Struktur des Schaums mechanischpassiv gespeicherte Wundsekret bleibt dabei ständig flüssig. Dies bedeutet, daß beim Verbandwechsel, aufgrund des herrschenden feuchten Wundmilieus, keine neue Wunde durch „tissue stripping" generiert wird.

Da die Wunden keinem ständigen, durch Kapillar- bzw. osmotische Kräfte induziertem Sog ausgesetzt sind, wird davon ausgegangen, daß eine Wunde dann auch nur soviel an Sekret neu bildet, wie es für die Wundheilung, einer „physiologischen Reparatur" unbedingt erforderlich ist. Somit sind dann auch höhere Konzentrationen an aktiven, wundheilungsfördernden Substanzen, wie z.B. proteolytische Enzyme und Wundheilungsfaktoren, in dem passiv-mechanisch gespeicherten, flüssigen Sekret zu erwarten.

Silikon, „einer der bestuntersuchten Stoffe", ist zum einen hochpermeabel für Sauerstoff und Kohlendioxid, zum anderen aber auch, ähnlich wie intakte Haut, hochdurchlässig für Wasserdampf im Gegensatz zu Wassertropfen. Dadurch wird die physiologische Hautatmung nicht behindert, es kommt nicht zu Mazerationen im Bereich der Wundränder.

Das Material Silikon ist durch seine chemische Reinheit, z.B. keine Restmonomere („low molecular weight oligomers"), kein Restgehalt an Verarbeitungshilfsmitteln, wie Textilschlichten und Konservierunsstoffe, ebenso gekennzeichnet wie durch seine gute Drapierbarkeit und das Fehlen von Fasern und Abrieb. Somit bestehen für den offen-porigen Silikonschaum auch kein materialbedingten Kontraindikationen.

Im Gegensatz zu anderen Schäumen, wie z.B. aus Polyurethan (PUR) und Polyvinylalkohol (PVA), ist der offen-porige Silikonschaum ausgesprochen hydrolysestabil, so daß er von körpereigenen Enzymen, z.B. Proteasen, nicht abgebaut wird. Dies ist auch der Grund dafür, daß sich körpereigenes Gewebe mit dem Material nicht verbindet bzw. in dieses nicht hinein wächst. Der offen-porige Silikonschaum eignet sich somit nicht, wie z.B. diverse PUR-Schäume, zum „Anfrischen" und „Konditionieren" von Wunden. (Falls dieser Effekt aber ausdrücklich erwünscht ist, z.B. beim Einsatz als aktive, keratinozyten-haltige Wundauflage, müßten vorher funktionelle Gruppen, wie z.B. $-COO^-$, $-NH_3^+$, $-SO_3^-$ oder $-OH$ auf/in der Oberfläche des Silikon verankert werden. Derartige, gezielte Oberflächenmodifizierungen von Formkörpern aus Silikon sind das Hauptarbeitsgebiet des Referenten.)

Zur Zeit wird der offen-porige Silikonschaum in seinen Ausbildungen als Wundauflage und als (Nasen-)Tamponade an verschiedenen Kliniken im Hinblick auf seine klinische Wertigkeit ebenso geprüft wie auf seine Eignung als Material zur Vakuumversiegelung.

TEIL IV

Vakuumversiegelung

KAPITEL 13

Vakuumversiegelung (VVS) – Möglichkeiten und Grenzen der ambulanten Behandlung

M. Schwamborn und P. Wassel

Aufgrund des zunehmenden Kostendruckes wurden im BWK Ulm die Möglichkeiten der ambulanten Vakuumversiegelungsbehandlung geprüft. Unserer Ansicht nach besteht durch die VVS-Technik die Chance, auch komplizierte Wunden ambulant bzw. teilambulant suffizient zu behandeln, die ansonsten einer langwierigen stationären oder zumindest pflegeintensiven Behandlung bedurft hätten. Der Vorteil der VVS ist, daß nur alle 7 Tage ein Wechsel des Systems erforderlich ist. Im Gegensatz hierzu steht die offene bzw. occlussive Wundbehandlung, bei der auch unter Verwendung neuer Materialien (z. B. Hydrokolloide, Alginate) zumindest alle 1–2 Tage ein Verbandwechsel notwendig ist.

Im BWK Ulm wurden im Zeitraum vom 1.1.1996 bis 31.12.1996 152 VVS bei 50 Patienten durchgeführt. Davon konnten 23 Patienten ambulant bzw. teilambulant geführt werden. Bei folgenden Diagnosen konnte die VVS im ambulanten Bereich Anwendung finden: Ulcus cruris, traumatische Weichteildefekte, infizierte und diabetische Wunden sowie bei Inzisionswunden nach Kompartmentspaltung. Zur VVS wurde ein Polyvinylalkoholschwamm mit bereits eingebrachten Drainagen (Vacuseal plus) verwendet. Die Drainagen wurden je nach Wundverhältnissen und der Notwendigkeit einer Vollnarkose bzw. Regionalanästhesie transkutan oder epikutan ausgeleitet. Zur Drainageummantelung bei der epikutanen Ausleitung wurde zusätzlich ein spezielles Dichtematerial benützt (Vacuseal-Gel). Abschließend erfolgte das Aufbringen einer transparenten und wasserdampfdurchlässigen Verbandfolie sowie der Anschluß der Drainage an eine Redonflasche.

Komplikationen wurden bis auf Undichtigkeiten im VVS-System bei 3 Patienten nicht beobachtet. Es handelte sich hierbei jeweils um eine epikutane Drainagenausleitung. In zwei Fällen konnte die undichte Stelle durch einfaches Überkleben abgedichtet werden, bei dem dritten Patienten mußte jedoch ein frühzeitiger Wechsel der VVS erfolgen.

Insgesamt erwies sich die Vakuumversiegelung auch bei der ambulanten Behandlung von Problemwunden als eine sichere und effiziente Methode. Selbst Wunden mit ungünstiger Lokalisation konnten größtenteils sicher versiegelt werden, ohne daß Sogverluste auftraten. Eine Schwachstelle scheint jedoch die epikutane Ausleitung zu sein. Natürlich ist eine gute Compliance des Patienten oder der Angehörigen die wesentliche Voraussetzung für den optimalen ambulanten Einsatz der VVS, so daß eine genaue Aufklärung und ein Vertrautmachen des Patienten mit dem VVS-System zwingend erforderlich ist.

Das V.A.C.™ (Vacuum Assisted Closure) Wundbehandlungssystem

B. Gosch

Einleitung

Das V.A.C. ist ein Behandlungsverfahren mit Unterdruck. Entwickelt wurde diese Therapie von Dr. Argenta und Dr. Morykwas, Plast. Chirurgen der Wake Forest University, in Zusammenarbeit mit der Firma KCI.

Indikationen

Die Indikationen sind chronische Wunden und infizierte Wunden jeder Ursache.

- Dekubitus
- Ulcus cruris
- Diabetikergeschwüre
- Dehiszente Wunden nach chir. Eingriffen
- Sonstige infizierte Wunden

Die Therapie kann als Operationsvorbereitung für eine plast. Deckung oder zum Ausgranulieren der Wunde verwendet werden.

Das System besteht aus einer Pumpe, speziellen Wundauflagen mit integriertem Ableitungssystem, Verbandfolie und einem Sekretauffangbehälter.

Wirkungsmechanismen

- Abtransport von überschüssigem Wundsekret, somit eine mechanische Reinigung der Wunde
- Reduktion des Wundödems
- Verbesserung der Durchblutung
- Beschleunigte Bildung von Granulationsgewebe
- Ideale Wundheilungsbedingungen, es ist eine feuchte Wundheilung ohne Sekretstau möglich

Durch diese Faktoren erreicht man einen schnelleren Granulationsaufbau und somit eine Beschleunigung des Wundverschlusses. Dieses wurde in verschiedenen Studien nachgewiesen.

Kontraindiziert wäre die Therapie bei:

- Ausgedehnten Nekrosen, hier wäre die Therapie unwirksam
- Lokale Malignome
- Bei Fisteln und Wunden mit osteomyelitischer Beteiligung kann es zur Wundkonditionierung eingesetzt werden.

Vermehrte Überwachung ist bei Patienten mit Gerinnungsstörungen und nach ausgedehnter Nekrosektomie nötig, wobei die V.A.C.-Pumpe hier die nötige Überwachung übernimmt.

Durchführung der Therapie – Anlegen des Verbandes

Auswahl der V.A.C-Dressing-Größe und zuschneiden auf Wundgröße, wobei beliebig viele Einzelteile verwendet werden können. Die Wundhöhle muß gut ausgefüllt werden, um die Unterdruckwirkung auf den Wundgrund übertragen zu können. Darüber wird die Folie appliziert, wobei darauf geachtet werden muß, daß dies spannungsfrei geschieht, da sonst die Gefahr von Spannungsblasen besteht. Beim Fixieren des Ableitungsschlauches bildet man mit der Folie einen Steg, um ein direktes Aufliegen des Schlauches auf der Haut, und ein Ansaugen von Luft zu vermeiden. Es besteht auch die Möglichkeit das Vacuseal Gel, ein Hydrogel, als Abdichtungshilfe und Hautschutz zu verwenden. Die Verbindung mit dem Sekretkontainer und der V.A.C.-Pumpe herstellen. Die Dichtheit des Verbandes wird nach Therapiestart durch das Zusammenziehen des V.A.C.-Dressings und durch das Erreichen des eingestellten Unterdrucks am Gerät angezeigt.

Die ideale Druckeinstellung ist 125 mmHg. In der Reinigungsphase, üblicherweise die ersten 2 Tage wird die Therapie kontinuierlich, anschließend intermittierend Standard (5 Minuten Therapie, 2 Minuten Pause) durchgeführt. Der Verbandwechsel erfolgt bei der kontinuierlichen Therapie täglich, bei der intermittierenden Therapie jeden 2. Tag.

Zusammenfassung

Die V.A.C.-Therapie
- reduziert die Anzahl der „Hands on care", - Verbandwechsel nur alle 48 Std
- bietet Sicherheit:
  - akustische und optische Alarmsignale
  - Therapiestundenzähler
  - Sekretbehälter 300 ml (Therapiestop bei massiver Blutung)
- schnellere Wundheilung (ca. 4mal schneller)
- kürzere Behandlungsdauer
- Kostenreduktion

TEIL V

Venöses Ulcus cruris

KAPITEL 15

Pathophysiologie der venösen und lymphatischen Insuffizienz

S. Siedler

40% der Bevölkerung Europas haben Varizen unterschiedlichen Ausprägungsgrades, davon leiden 5-10% an einer chronisch venösen Insuffizienz. Als Komplikation einer fortgeschrittenen chronisch venösen Insuffizienz kann es zu einem Ulcus cruris kommen, woran ca. 1% der Bevölkerung leidet.

Wir unterscheiden ein epifasziales, welches 10% des venösen Blutes transportiert von einem subfaszialen Venensystem, welches 90% transportiert. Beide sind durch Perforansvenen miteinander verbunden. Durch Venenklappeninsuffizienz mit daraus resultierenden retrograden, venösem Blutfluß kommt es zur Entstehung von Varizen. Diese können nach ihrer Lokalisation eingeteilt werden in Stammvarizen (Vena saphena magna und parva), Seitenastvarizen, Perforansvarizen, retikuläre und Besenreiservarizen.

Die Ätiologie der primären Varikose ist nicht eindeutig geklärt. Begünstigend dürften genetische Faktoren, familiäre Disposition, Schwangerschaft, Adipositas, Alter und Beruf wirken. Die primäre Varikose hat ihren Ursprung im epifaszialen System, kann aber durch lange Bestandsdauer zu einer Volumenüberlastung des tiefen Venensystems und schließlich auch hier zu Klappeninsuffizienzen führen.

Die sekundäre Varikose ist meist Folge eines postthrombotischen Syndroms mit Ablagerung von Thromben im subfaszialen Venensystem und konsekutiver Klappenzerstörung.

Unter chronisch venöser Insuffizienz versteht man alle Symptome einer chronisch venösen Stauung und den daraus resultierenden dermalen Komplikationen. Gleichzeitig kommt es zu einer Überlastung des Lymphgefäßsystems da die im Interstitium vermehrt anfallende Flüssigkeit nicht mehr abtransportiert werden kann. Die dadurch im Interstitium zurückbleibenden Proteine stellen einen unspezifischen Entzündungsreiz dar, wodurch Leukozyten und Fibroblasten einwandern, perivaskuläre Fibrinmanschetten bilden und die Gewebeperfusion beeinträchtigen. Beginnend mit der Corona phlebectatica paraplantaris über trophische Störungen der Haut kommt es ohne entsprechende Therapie zum Ulcus cruris venosum.

KAPITEL 16

Die konservative Therapie des venösen Ulkus unter besonderer Berücksichtigung von Wachstumsfaktoren und Elektrostimulation

D. Zuder, T. Klyscz, A. Büchtemann, A. Steins und M. Jünger

Einleitung

Etwa 1 Million Deutsche haben ein therapiebedürftiges Ulkus cruris venosum und müssen auch nach Abheilung erneut mit einem Rezidiv rechnen. Grundziel einer Behandlung ist die Behebung der Abflußstörung mit einer damit verbundenen Ödemrückbildung und der Verbesserung der nutritiven Hautdurchblutung. Unter den konservativen Möglichkeiten kommt der Therapie mit medizinischen Kompressionsstrümpfen oder Kompressionsverbänden die größte Bedeutung zu, weil venöse Refluxe ausgeschaltet werden, die kutane Mikroangiopathie sich zurückbildet und die Gewebsnutrition, sichtbar an der gebesserten Hautoxygenierung, zunimmt. Operative Methoden wie Krossektomie, Venenstripping oder eine Sklerosierung sind weitere Möglichkeiten einer hämodynamisch kausalen Behandlung.

Niederfrequenter gepulster Strom erweitert das Spektrum der Behandlungsmethoden aufgrund Fibroblasten stimulierender Effekte. Der sogenannte galvanotaxische Effekt beschreibt die für die Wundheilung günstige Wanderbewegung von Makrophagen, neutrophilen Granulozyten oder Mastzellen im elektrischen Feld. Aus der Kombination dieser Wirkungen resultiert eine beschleunigte Neoangiogenese und die dadurch bedingte Verbesserung der Gewebsnutrition.

Mit der Elektrostimulation kombinierbare (semi-) okklusive Wundauflagen wie hydrokolloidale Folien oder Gele und Polyurethan-Schaumstoffe schützen vor Austrocknung, das Exsudat bildet einen Granulationsreiz. Weitere Eigenschaften sind die

Förderung der Ulkusreinigung und Epithelialisierung. Oftmals kann so eine zusätzliche mechanische oder enzymatische Wundreinigung eingespart werden . Bei der Behandlung mit Dermapulse® werden die bekannten Prinzipien der im feuchten Ulkus wirkenden Wundheilungsmechanismen in eine moderne Therapieform integriert und verstärkt. Die PDWHF, die eine Mischung aus verschiedenen isolierbaren thrombozytären Wachstumsfaktoren darstellen, wirken chemotaktisch und mitogen auf Fibroblasten, das heißt die Abheilung wird sowohl initiiert als auch beschleunigt. PDGF (Platelet-derived growth factor) stimuliert die Proliferation von Fibroblasten sowie von glatten Muskelzellen und Gliazellen. PF-4 (Platelet factor 4) wirkt chemotaktisch auf neutrophile Granulozyten und Monozyten und interagiert mit der Koagulationskaskade des Blutes. Außerdem wirkt PF-4 mitogen für Endothelzellen und stimuliert die Migration von Epidermiszellen. TGF-β (Transforming growth factor-β) beeinflußt vorwiegend die Synthese von fibrinösem Kollagen und stimuliert eine lokale Vermehrung der Makrophagen. Das β-TG (β-thromboglobulin) hat chemotaktische Eigenschaften auf die Fibroblasten und ist in die Bildung von Granulationsgewebe involviert.

Material und Methoden

Zur Untersuchung der Kapillardichte benutzten wir ein modifiziertes Bollinger-Kapillarmikroskop (Leica®, Benzheim, Deutschland). Mit einer hochauflösenden s/w CCD Chip-Camera (AVT-BC5, AVT Horn, Aalen, Deutschland) wird das kapillaroskopische Bild für die spätere Off-line-Messung der Blutfließgeschwindigkeit mit einem Videogerät aufgezeichnet. Die Auswertung erfolgt mit Hilfe eines computerunterstützten Videobildanalysesystems.

Der transkutan mit einer Sondenkerntemperatur von 43–45 °C gemessene Sauerstoffpartialdruck der Haut spiegelt die Hautnutrition wieder und korreliert eng mit dem nutritiven kutanen Blutfluß. Wir verwendeten das $tcPO_2$-Meßgerät vom Typ TCM (Fa. Radiometer, Copenhagen, Dänemark).

Das Dermapulse®-Gerät ist ein batteriebetriebenes medizinisches Gerät, das eine impulsgesteuerte elektrische Reizung hervorruft. Am Gerätegehäuse lassen sich Intensität, Polarität und Frequenz des Stromsignals einstellen. Die Intensität und die verbleibende Behandlungsdauer lassen sich anhand von Digitalanzeigen ablesen. Am Gerät lassen sich gleichzeitig vier Behandlungselektroden und zwei Dispersionselektroden anschließen. Die sterile Behandlungselektrode ist zum einmaligen Gebrauch bestimmt und besteht aus einem 10,7×10,7cm kohlenstoffgefülltem Silikongummi mit hoher Leitfähigkeit. Die Dispersionselektrode hat eine Grundfläche von 13,3×17,8cm und besteht aus Silbertinte auf kohlenstoffgefülltem Vinyl.

Zur Gewinnung des PDWHF-Konzentrates werden die Thrombozyten aus etwa 200 ml Patientenblut verarbeitet. Das Blut wird für die Zeit des Transportes von der Klinik in das Labor (Curative Technologies GmbH, Moers, Deutschland) umgehend mit Hilfe von Eis kühlgelagert und innerhalb von 24 Stunden verarbeitet. Zunächst werden die Thrombozyten durch Zentrifugation isoliert. Anschließend wird die Degranulation der α-Granula und Freisetzung der thrombozytären Wachstumsfaktoren durch die Zugabe von Thrombin induziert. Durch erneutes Zentrifugieren und Verwerfen der Thrombozyten entsteht das Wachstumsfaktorenkonzentrat. Nach Bestimmung des β-Thromboglobulingehaltes (β-TG) wird das Gemisch auf eine Konzentration von 30 mg/ml β-TG verdünnt, in 10 ml-Portionen abgefüllt, auf Sterilität geprüft und eingefroren.

Lokalbehandlung

Zur Entstauung des betroffenen Beines wurde eine konsequente Kompressionstherapie mit Kurzzugbinden durchgeführt. In einigen Fällen wurden die Patienten vorübergehend zusätzlich mit für die Elektrostimulation geeigneten Polyurethan- oder Hydrokolloid-Wundauflagen versorgt oder erhielten bei starken Wundbelägen eine enzymatische Wundreinigung. Unmittelbar vor der eigentlichen Dermapulse®-Therapie wurde das Ulkus zur Verbesserung der Leitfähigkeit der Wundoberfläche mit physiologischer Kochsalzlösung gereinigt. Die sterile Behandlungselektrode konnte anschließend auf dem Ulkusareal fixiert werden. Die Elektrostimulation mit der phasengerechten Polaritätseinstellung betrug jeweils 30 Minuten bei einer Impulsfrequenz von 128 bzw. 64 Hz und einer durchschnittlichen Stromstärke von 300-600 Mikroampere. Initial wurde maximal 7-14 Tage mit negativer Polarität zur Granulationsförderung behandelt. Bei ausreichender Granulationsbildung wurde eine 3-10tägige Behandlungsphase mit positiver Polarität zur Förderung der Epithelialisierung durchgeführt. Danach wurde ein neuer Behandlungszyklus mit negativer Polarität begonnen.

Um eine ungestörte Wundheilung und einen die Wundheilung stimulierenden Effekt durch Wachstumsfaktoren sicherstellen zu können, muß eine bakterielle Kontamination vermieden werden. Rezidivierende Fibrin- und Nekrosenbildung erfordert daher mehrere Debridments. Auf der Wunde wurde täglich, nach Reinigung mit physiologischer Kochsalzlösung, eine mit PDWHF getränkte sterile Kompresse aufgetragen und mit Fettgaze abgedeckt. Die Wachstumsfaktoren wurden dann 24 Std. auf der Wunde belassen. Danach erfolgte eine erneute Applikation mit Verbandwechsel. Die Voraussetzung für die Anwendung von Wachstumsfaktoren war eine bestehende suffiziente Kompressionstherapie im Unterschenkelbereich.

Untersuchungsablauf

Die Untersuchung der kutanen Mikrozirkulation und der Ulkusgröße fand in einem temperaturgeregelten Untersuchungsraum (21 °C) statt und wurde in regelmäßigen Abständen möglichst bis zur Abheilung des Ulkus durchgeführt. Die Ulkusgrenzen wurden mit Hilfe von sterilen Auflagefolien planimetrisch bestimmt. Später wurden diese Aufzeichnungen mit einem flächenbestimmenden Computerprogramm ausgewertet. Der unmittelbare Ulkusrandbereich und das Ulkus selbst wurden kapillarmikroskopisch untersucht, um die morphologischen Charakteristika und die kapilläre Dichte zu bestimmen. Gleichzeitig wurde der $tcPO_2$ am Ulkusrand und auf gesunder, benachbarter Haut unter Ruhebedingungen gemessen.

Patienten

Es wurden 15 Patienten, 12 Frauen und 3 Männer, mit einem mittleren Alter von 70,3±7,4 Jahren und einer durchschnittlichen Bestandsdauer der venösen Beinulzera von 79,1±172,3 Monaten über eine Zeitdauer von 38±22,8 Tagen in die Anwendungsstudie mit Dermapulse eingeschlossen. Die Ulkusgröße lag vor Behandlung im Mittel bei 15,9±14,9 cm^2. Von der Studie ausgeschlossen wurden Patienten mit malignen Ulzerationen sowie Patienten mit durch Osteomyelitis verursachten Ulzerationen. Als Ursache konnte bei 11 Patienten eine primäre Varikose und bei 4 Patienten ein postthrombotisches Syndrom festgestellt werden. Die Venenfunktion, gemessen mittels Phlebodynamometrie oder Photoplethysmographie, war bei allen Patienten deutlich eingeschränkt. In der Anwendungsstudie mit PDWHF wurden 4 Patienten, davon 3 Frauen und 1 Mann behandelt. Die Bestandsdauer der Ulzera betrug zwischen 8 Monaten bis zu 50 Jahren. Die Behandlungsdauer im Rahmen einer Anwendungsstudie betrug zwischen 73 Tagen bis zu 155 Tagen. Die Ulkusgrößen nach Debridment vor der PDWHF-Therapie lagen zwischen 27,0 cm^2 und 47,5 cm^2. Von dieser Studie ausgeschlossen wurden Patienten mit peripherer arterieller Verschlußkrankheit, malignen Ulzerationen, Diabetes mellitus oder Osteomyelitis.

Ergebnisse (Abb. 16.1)

Im Verlauf der Ulkusbehandlung mit niederfrequentem gepulstem Strom kam es bei zwei Patienten innerhalb von 35 bzw. 26 Tagen zu einer vollständigen Remission der seit 2 bzw. 7 Monaten bestandenen Ulzera mit einer gänzlichen Neuepithelialisierung des ehemaligen Ulkusgebietes. Beim Vergleich der Gesamtgruppe bezüglich der Ulkusgröße ist zu erkennen, daß sich die Ulzera, die 79,1±172,3 Monaten bestanden, innerhalb von 38,3±22,8 Tagen um 63% ($p<0,01$) verkleinerten.

Die Mikroangiopathie konnte durchgehend bei allen Patienten gebessert werden. Kapillarmikroskopisch fand sich eine Zunahme der durchschnittlichen Kapillardichte im Ulkus von 8,1±3,0 auf

Abb. 16.1. Bestandsdauer der Ulcera und ihre Größenveränderung während der Behandlungszeit mit Elektrostimulation

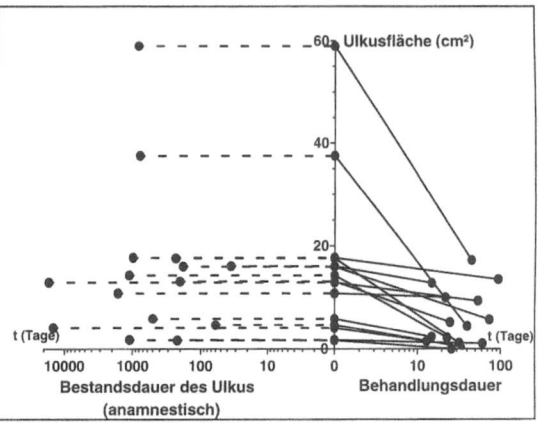

11,5±5,5 Kapillaren/mm^2 (p<0,039) und eine Erhöhung des transkutanen Sauerstoffpartialdruckes am unmittelbaren Ulkusrand von 13,5±10,7 mmHg auf 24,7±19,5 mmHg (n.s.). Als normwertig gelten Werte von über 40 mmHg.

Die lokale Verträglichkeit von Dermapulse® war bei allen Patienten gut. In wenigen Fällen wurde ein stimulationsbedingtes Schmerzgefühl am Ulkus empfunden, das im Laufe der Behandlung rasch abklang.

Mit PDWHF kam es bei einem der 4 Patienten zu einer vollständigen Remission des Ulkus mit einer gänzlichen Neuepithelialisierung des ehemaligen Ulkusgebietes. Ein weiteres Ulkus konnte verkleinert werden. Zwei Ulzera nahmen hingegen an Größe zu. Die Mikroangiopathie konnte durchgehend gebessert werden. Kapillarmikroskopisch fand sich bei 3 Patienten eine Zunahme der Kapillardichte im unmittelbaren Ulkusrandbereich, wohingegen bei einem Patienten ein Rückgang festgestellt wurde. Ein Anstieg des transkutanen Sauerstoffpartialdruckes fand sich bei 3 Patienten, bei einem Patienten zeigte sich keine Veränderung des Wertes. Als normwertig gelten Werte von über 40 mmHg. Die lokale Verträglichkeit von PDWHF war bei allen Patienten gut.

Bei zwei Patienten traten während der Behandlung Superinfektionen des Ulkus mit Pseudomonas aeruginosa oder Escherichia coli auf. Eine effektive PDWHF-Therapie war unter diesen ungünstigen Lokalbedingungen nicht mehr möglich und wurde deshalb abgebrochen.

Diskussion

Patienten, die an einer chronisch venösen Insuffizienz mit über Jahre therapieresistenten Ulzera litten, wurden im Rahmen zweier offener, prospektive Studien mit niederfrequentem, gepulstem Strom oder mit thrombozytären Wachstumsfaktoren behandelt. Wirksamkeit und Verträglichkeit dieser Behandlungsmethoden standen im Vordergrund unseres Interesses.

Bei einer Mehrzahl der mit Dermapulse behandelten Patienten konnte ein Nachlassen des Wundschmerzes nach wenigen Tagen festgestellt werden, was zur Akzeptanz vor allem der Elektrostimulationstherapie wesentlich beitrug.

Bei den mit niederfrequentem, gepulstem Gleichstrom behandelten Patienten konnten wir eine Abnahme der Ulkusfläche auf 36,5% der ursprünglichen Fläche erreichen. Bei den bisher erfolgten Behandlungen ließ sich auch bei zuvor therapieresistenten Ulcera cruris eine deutliche Verbesserung oder sogar Abheilung in relativ kurzer Zeit erzielen. Die nutritive kutane Perfusion wurde bei allen Ulzera verbessert. Die kapilläre Dichte im Ulkus erhöhte sich signifikant um 43,5%.

Seit den 60er Jahren konnte in zahlreichen Tierstudien oder an Zellkulturen nachgewiesen werden, daß die Anwendung von niedrigdosiertem Gleichstrom einen positiven Effekt auf die Wundheilung hat. In späteren doppel-blind durchgeführten Multicenter-Studien konnte an Patienten ein positiver Effekt von Dermapulse® bei der Wundheilung von Dekubitalulzera festgestellt werden. In einer 1991 von Feedar et al. doppel-blind durchgeführten Studie, konnte nach einer 4wöchigen Anwendung von gepulstem Gleichstrom bei Patienten mit Hautulzerationen unterschiedlicher Genese eine Verkleinerung der Wundfläche auf unter 45% der Ausgangsfläche erzielt werden. Bei einer Kontrollgruppe konnte eine Abnahme der Wundfläche auf 67% der Ausgangsfläche festgestellt werden.

Verschiedene physikalische und biochemische Prozesse kennzeichnen die Wirkungsweise der Elektrostimulationsbehandlung beim Ulcus cruris. Gewebsständige Zellen wie zum Beispiel Makrophagen, Mastzellen oder Granulozyten haben die Eigenschaft, sich entlang der Bahn eines Spannungsgradienten zu bewegen. Gentzkow bezeichnet dies als galvanotaxischen Effekt. In Gegenwart einer Entzündung wandern neutrophile Granulozyten zur Kathode und lassen sich in relativ erhöhter Anzahl in menschlichem Wundexsudat feststellen. Orida und Feldman stellten fest, daß sich Makrophagen in vitro in Richtung der Anode orientieren. Die Zahl der Mastzellen läßt sich im Bereich der Kathode in der Anfangsphase der Wundheilung signifikant senken. Mastzellen lassen sich in besonders hoher Zahl in fibrotischem Gewebe nachweisen, als Korrelat einer pathologisch verlaufenden Wundheilung. Weitere Untersuchungen am Tiermodel konnten einen signifikanten Anstieg der Kollagensynthese-Kapazität der Fibroblasten der DNA-Produktion und der Proteinsynthese unter Elektrostimulation mit Gleichstrom und eine gleichzeitig deutlich beschleunigte Epithelialisierungsgeschwindigkeit einer Wunde zeigen. Dies kann durch die Tatsache untermauert werden, daß kultivierte dermale Fibroblasten nach elektrischer Stimulation sechsmal so viel TGF-β-Rezeptoren exprimieren wie unbehandelte Fibroblasten. In einer Vielzahl von Untersuchungen, die sowohl am Tiermodel als auch am Menschen durchgeführt wurden, konnte eine Verbesserung des Blutflusses im Bereich der Kathode gezeigt werden.

Auch in der PDWHF-Studie wurden Patienten behandelt, die an einer chronisch venösen Insuffizienz mit persistierenden Ulzera litten. Der unmittelbare Ulkusrandbereich und das Ulkus wurden ebenfalls mit den Möglichkeiten der Kapillarmikroskopie untersucht, um die morphologischen Charakteristika und die kapilläre Dichte zu bestimmen. Gleichzeitig wurden der transkutane Sauerstoffpartialdruck am Ulkusrandgebiet gemessen. Das zu Therapiebeginn durchgeführte Wunddebridement brachte zunächst eine Ulkusvergrößerung mit sich. Bezüglich der Mikrozirkulation der Haut wurden positive Veränderungen beobachtet. Die Anzahl der kutanen nutritiven Kapillaren und der transkutane Sauerstoffpartialdruck stiegen während des Abheilungsprozesses tendenziell an.

Angesichts der extremen Therapieresistenz der bestehenden Ulzera vor Therapie mit PDWHF deutet das vollständige Abheilen eines großen Ulkus bei einem Patienten auf ein mögliches therapeutisches Potential bei venösen Ulzera hin. Um den klinischen Wert der PDWHF-Therapie zur Behandlung von chronisch venösen Stauungsulzera zu beurteilen, müßten jedoch noch weit mehr Patienten behandelt werden. Es bleibt noch abzuwarten, ob das Ergebnis einer von uns durchgeführten Plazebo-kontrollierten Doppelblindstudie Aufschlüsse darüber gibt, inwieweit die Behandlung mit PDWHF bei chronischer Veneninsuffizienz anderen etablierten Therapieverfahren ebenbürtig oder überlegen ist. Die Ergebnisse der Anwendungsstudie mit gepulstem niederfrequentem Strom werden derzeit von uns in einer anderen Plazebo-kontrollierten Doppelbindstudie überprüft. Ein offensichtlicher Vorteil beider Behandlungsmethoden liegt in der ambulanten Form der vom Patienten selbständig durchführbaren Therapie, wobei die gute Compliance für deren Erfolg Voraussetzung ist.

Zusammenfassung

Die chronische Veneninsuffizienz (CVI) ist gekennzeichnet durch eine stadienabhängige Mikroangiopathie. Mit zunehmendem Schweregrad verringern sich die Anzahl der Hautkapillaren, der Sauerstoffpartialdruck und die kutane vaskuläre Reserve, die durch den Laser-Doppler-Flux gemessen wird, nehmen ab. Diese kutane Mikroangiopathie gehört zu den Hauptursachen für die bei der CVI auftretenden trophischen Störungen. Die Mikroangiopathie bildet den rationalen Hintergrund für die Therapie mit thrombozytären Wachstumsfaktoren (PDWHF). Die Wirkung der Wachstumsfaktoren auf die kutane Durchblutung wurde mit den Methoden Kapillarmikroskopie, Laser Doppler Fluxmetrie und der transkutanen Sauerstoffpartialdruckmessung objektiviert. 4 Patienten mit CVI Stadium III nach Widmer wurden mit Procuren® behandelt. Die durchschnittliche Ulkusdauer betrug 27 Monate, die mittlere Behandlungsdauer 17 Wochen. Unter der Behandlung zeigte sich bei einem Patienten eine Ulkusabheilung, bei einem Patienten eine Ulkusverkleinerung und bei zwei Patienten eine geringradige Ulkusvergrößerung.
Die Therapie mit niederfrequentem gepulstem Strom verbessert die kutane Mikrozirkulation beziehungsweise Nutrition und beschleunigt die Ausbildung von Granulationsgewebe. Die klinische Wertigkeit dieses Therapieprinzips zur Behandlung chronisch venöser Beinulzera wurde in einer offenen prospektiven Pilotstudie evaluiert. Es wurden 15 Patienten mit niederfrequen-

tem gepulstem Strom (Dermapulse) behandelt. Das mittlere Alter betrug 70,3 Jahre. Bei einer durchschnittlichen Ulkusdauer von 79,1 Monaten, wurden die Patienten über eine Zeitdauer von 38 Tagen im Rahmen einer Anwendungsstudie behandelt. Unter dieser Behandlung zeigte sich bei 2 Patienten eine Ulkusabheilung, bei 13 Patienten eine Ulkusverkleinerung um 63%. Die Kapillardichte nahm um 43,5% zu, der transkutane Sauerstoffpartialdruck stieg um 82,4%. Die Elektrostimulationsbehandlung erwies sich dabei als nebenwirkungsarme Behandlungsmethode.

KAPITEL 17

Ulcus-cruris-Behandlung mit Epidermisäquivalenten aus autologen Zellen der äußeren epithelialen Haarwurzelscheide

TH. HUNZIKER und A. LIMAT

Mittels verbesserter Kulturtechniken wurden aus Zellen der äußeren epithelialen Haarwurzelscheide in vitro Epidermisäquivalente gezüchtet, welche eine der normalen Epidermis ähnliche Differenzierung aufweisen. In einer Pilotstudie wurden autologe Epidermisäquivalente 5 stationären Patienten mit chronischen Ulcera cruris vorwiegend vaskulärer Genese transplantiert, wobei bei einer Anwachsrate von ca. 80% 5 von 7 dicht mit Transplantaten gedeckte Ulzera innerhalb 2 bis 3 Wochen abheilten, während die Abheilung bei den restlichen 2 Ulzera durch Infektionen verzögert wurde. Erste Transplantationsversuche bei ausgewählten ambulanten Patienten mit chronischen Ulcera cruris zeigten eine ähnliche Anwachsrate. Da das Zellmaterial aus ausgezupften Anagenhaaren nicht invasiv wiederholt gewonnen werden kann und ein operativer Aufwand sowie eine längere Immobilisation bei der Transplantation entfallen, eignet sich diese neue Technik für den bei Bedarf repetitiven ambulanten Einsatz.

KAPITEL 18

Ulcus cruris – Therapieformen aus Sicht der Plastischen Chirurgen

S. Allert, S. Deiler und W. Stock

Einführung

Das Ulcus cruris stellt trotz aller medizinischen Fortschritte nach wie vor eine große Herausforderung dar, da diese Erkrankung neben der arteriellen Gangrän und dem Decubitalulcus zu den drei häufigsten chronischen Wunden gehört. Dabei stellt das Ulcus cruris mit etwa 85% den Hauptanteil an den Beingeschwüren. Ca. 2 Mio. Patienten in Deutschland leiden unter einem Ulcus cruris. Neben konservativen Therapiekonzepten kommt der Weichteilrekonstruktion durch den Plastischen Chirurgen eine entscheidende Bedeutung für den Erhalt und die Funktion der betroffenen Extremität zu.

Ätiologie

Allgemein

Selten beruht ein Ulkus auf einer isolierten Ursache. Insgesamt müssen Gefäßleiden allgemein, angeborene und erworbene metabolische oder neurologische neben tumorbedingten und medikamentösen Ursachen mit in Erwägung gezogen werden (Tabelle 18.1).

Tabelle 18.1 Allgemeine Ursachen eines Ulcus cruris

Allgemeine Ursachen eines Ulcus cruris
• Gefäßleiden (venös, arteriell)
• Metabolisch (Diabetes mellitus)
• Neurologisch (periphere Neuropathien)
• Tumoren (Basaliom, Spinaliom)
• Infektionen (Bakterien, Pilze)
• Arzneimittel (Cortison)
• Andere (Blutbildveränderungen)

Venöses Ulkus

Die Ätiologie der Wundheilungsstörung beim venösen Ulkus ist noch nicht eindeutig geklärt. Allgemein anerkannt ist eine kaskadeförmige Entwicklung, an deren Ende das Ulkus steht. Hier spielen pathologische Veränderungen im venösen System eine Rolle. Zu nennen sind hier das postthrombotische Syndrom, eine primäre Varikosis mit Übergreifen auf Perforans- oder Subfaszialvenen oder (selten) angeborene Klappendefekte. Am häufigsten finden sich insuffiziente Perforansvenen im Zusammenhang mit Varizen. So kommt es schließlich durch eine gestörte Hämodynamik und einen venösen Rückstau zu einer Mangelversorgung des Gewebes. Durch die verminderte Perfusion mit Granulozytenmargination und -aktivierung kommt es zur Freisetzung zellschädigender Mediatoren. Durch den erhöhten intrakapillären Druck gelangt Fibrinogen verstärkt in den Extravasalraum der Hautkappilaren und bildet dort, zu Fibrin umgewandelt, eine perikapilläre Manschette. Die Sauerstoffdiffusion wird vermindert, es kommt zum Zellschaden. Nach der Trap-Hypothese können durch das Fibrinexsudat gleichzeitig lokal freigesetzte Wachstumsfaktoren gebunden und inaktiviert werden und so zu einer Wundheilungsstörung führen.

Diagnostik

Anamnese

Begleiterkrankungen, die im Zusammenhang mit plastisch chirurgischen Maßnahmen beim Ulcus cruris einen Einfluß ausüben

Tabelle 18.2. Wichtige Gesichtspunkte in Anamnese und Klinik

Wichtige Gesichtspunkte in Anamnese und Klinik
• Vorerkrankungen
• Risikofaktoren
• Lokalisation
• Pulsstatus
• Schmerzstatus
• Neurologie

können (arterielle Gefäßerkrankungen, neurologische Störungen, Medikamentenanamnese, Stoffwechsel- und Synthesestörungen u. a.) müssen erfaßt und berücksichtigt werden (Tabelle 18.2).

Klinische Untersuchung

Oft ist es erst intraoperativ möglich, das wirkliche Ausmaß der Weichteilschädigung bzw. der Schädigung tiefer liegender Strukturen wie Gefäßen, Nerven und Muskeln sowie Sehnen und Knochen zu beurteilen. Die bestmögliche präoperative lokale Beurteilung und Lokalisation des Weichteildefektes ist jedoch wesentlich für eine weitgehend exakte Operationsplanung.

Histologie

Wenn der Verdacht auf eine dem Ulkus zugrunde liegende maligne Erkrankung besteht, sollte präoperativ eine PE erfolgen, um so das Ausmaß der Exzision (Sicherheitsabstand) zu bestimmen. Ulzeröses Gewebe sollte gerade bei älteren Menschen und langdauernder Anamnese postoperativ histologisch aufgearbeitet werden, um eventuell im Ulkusgrund liegende Tumoren erkennen zu können.

Bakteriologie

Ulzera sind in vielen Fällen bakteriell superinfiziert bzw. können Keime eine zusätzliche Rolle bei der Entstehung einer ulzerösen

Läsion gespielt haben. In Wundabstrichen finden sich mit 46% am häufigsten Staphylococcus aureus, danach mit 23% Pseudomonas aeroginosa und schließlich mit 8% Enterokokken. Daher ist im Hinblick auf postoperative Komplikationen eine sinnvolle peri- und postoperative Prophylaxe mit einem Breitspektrumantibiotikum, z. B. Cefuroxim unerläßlich.

Apparative Diagnostik

Der klinischen Gefäßstatus wird durch Doppler- (Dopplerverschlußdrücke) bzw. Duplexuntersuchungen komplettiert. Zur Beurteilung des Venensystems wird eine Phlebographie, bei Bedarf zur Darstellung der Druckverhältnisse eine Phlebodynometrie durchgeführt (Tabelle 18.3).

Da eine Mitbeteiligung des Knochens, z. B. durch eine Osteomyelitis Einfluß auf Versorgung hat, sollte eine konventionelle Röntgenuntersuchung der betroffenen Extremität mindestens in zwei Ebenen durchgeführt werden.

In Abhängigkeit vom Ausmaß des Weichteilschadens und der Notwendigkeit der Rekonstruktion von Gefäßen bzw. zur Feststellung von Möglichkeiten einer Lappentransplantation eine digitale Substraktionsangiographie des Empfängergebietes obligat. Diese Untersuchung sollte auch an der geplanten Spenderregion zur Aufklärung über mögliche anatomische Gefäßvariationen durchgeführt werden.

Labortechnische Untersuchungen zielen vor allem auf eine verminderte fibrinolytische Aktivität, die man häufig im Zusammenhang mit Ulzerationen findet.

Tabelle 18.3. Apparative Diagnostik

Apparative Diagnostik
• Doppler/Duplex
• Phlebographie
• Phlebodynometrie
• Angiographie
• Gerinnungsparameter
• Konv. Röntgen
• Transkutane O_2 Messung

Therapie

Vor der Therapie des lokalen Befundes sollte die Therapie der Grunderkrankung stehen. Wegen des Umfangs der Möglichkeiten sind hier interdisziplinär neben Chirurgen auch Gefäßchirurgen, Internisten und Dermatologen gefordert.

Konservativ

Zunächst sollten durch konservative Maßnahmen ein ersatzschwaches in ein ersatzstarkes Lager überführt werden. Ziel ist zum einen, den Defekt auf diesem Wege zu verschließen. Zum anderen kann im Sinne eines zweizeitigen Vorgehens der Wundgrund konditioniert werden, d. h. chronische sollen in frische blutende Wunden überführt werden, um Infektfreiheit und eine ausreichende Vaskularisierung für eine eventuell später folgende Eigengewebetransplantation zu errreichen. Ein konservativer Therapieversuch sollte die Dauer von 4 Wochen nicht überschreiten. Zeigen sich dann keine Verbesserungen, sollte eine operative Sanierung erwogen werden.

Wundauflagen

Wundauflagen sollen nach Turner folgende Kriterien erfüllen:
- Aufrechterhaltung eines feuchten Wundmilieus (Begünstigung zellulärerer Regeneration und Proliferation)
- Mechanischer und thermischer Schutz der Wunde
- Enfernung von Exsudat und Detritus
- Aufrechterhaltung eines Gasaustausches
- Infektionsschutz
- Atraumatischer Verbandswechsel

Um diese Kriterien erfüllen zu können, stehen unterschiedliche Materialien zur Verfügung, welche den Phasen der Wundheilung Exsudation, Resorption Proliferation und Regeneration Rechnung tragen. Bei der Vielzahl von Wundauflagen, ihrer Möglichkeiten und Eigenschaften bewährt sich die Einteilung danach, ob ein Debridement (z. B. Hydrogele, Nu-Gel) bzw. die Reinigung (z. B. Actisorb, Aktivkohle) der Wunde oder deren Granulation (z. B. Hydrokolloide, Alginate, Algosteril, Kaltostat) gefördert wird.

Eine Zwischenstellung nimmt das konservativ-operative Vorgehen z. B. durch radiäre Inzisionen im Ulkusrand, der dynamischen Wundrandadaptierung oder der Vakuumversiegelung ein. Diese Verfahren spielen im Rahmen der Versorgung des Ulcus cruris durch Plastische Chirurgen eine untergeordnete Rolle.

Operativ

Ziel jeder plastisch chirurgischen Maßnahme bei einem Weichteilschaden ist die Rekonstruktion des Weichteilmantels, seiner speziellen Strukturen und Funktionen nach dem Konzept der abgestuften, weichteilorientierten Therapie. Prinzipieller Vorteil der Operation ist eine Abkürzung der Hospitalisierungsdauer.

Die Möglichkeiten orientieren sich an den anatomischen Gegebenheiten und Bedürfnissen. Dabei ist der operative Einsatz abhängig von

- Größe des Defektes
- Ort des Defektes
- freiliegenden Strukturen wie Nerven, Gefäßen, Sehnen, Knochen.

Es sollte nach exakter Planung mit dem kleinstmöglichen Eingriff begonnen werden, um bei Komplikationen jederzeit auf die Option „der nächsten Stufe" zugreifen zu können.

Es kommen neben speziellen Wundverschlußtechniken vor allem die Hauttransplantation, gestielte Nah- und Fernlappen sowie schließlich freie Lappen als Verfahren in Frage. Mikrochirurgische Techniken müssen für letztere Verfahren sicher beherrscht werden.

Die Eingriffe sollten soweit möglich in Blutsperre erfolgen. Eine photographische prä- und postoperative Dokumentation ist anzustreben.

Grundlegende Techniken

Grundsätzlich sollten folgende Techniken sowohl hinsichtlich der Indikationsstellung als auch der operativen Durchführung sicher beherrscht werden:

- Débridement
- Sparsame Ausschneidung nach Friedrich
- Primärer Wundverschluß mittels W-Plastik, Z-Plastik
- Expanderimplantation
- Eigengewebetransplantationen
- Mikrochirurgie

Möglichkeiten der Plastischen Chirurgie

Neben den speziellen Wundverschlußtechniken wie Z- oder W-Plastik bietet die Plastische Chirurgie vor allem alle Verfahren der Eigengewebetransplantation zur Sanierung eines Ulcus cruris an (Abb. 18.1). Diese sind in aufsteigender Reihenfolge:

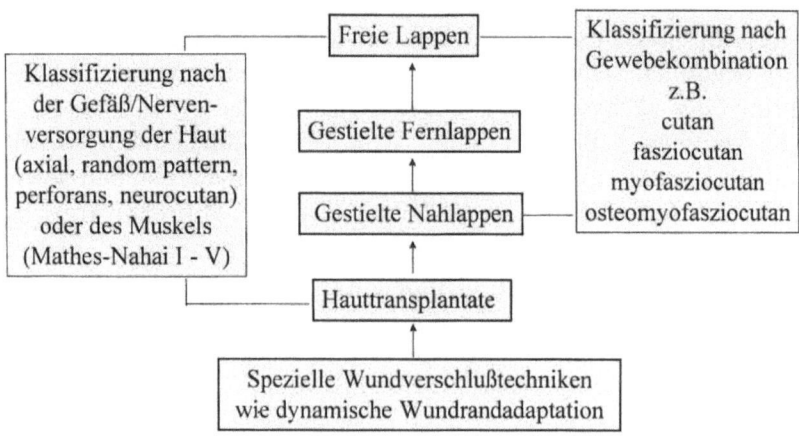

Abb. 18.1. Möglichkeiten der plastischen Chirurgie

- Hauttransplantate (Spalt- oder Vollhaut)
- Gestielte Nah- oder Fernlappen (Transpositions- und Rotationslappen)
- Freie Lappen

Die Klassifizierung des im Rahmen von gestielten oder freien Lappen transplantierten Gewebes erfolgt zum einen

→ nach der Gefäß- und Nervenversorgung der Haut
- Random pattern flaps mit einer mehr oder weniger zufälligen arteriovenösen Versorgung
- Axial pattern flaps mit einer definierten Versorgung
- Perforansflaps mit einer Versorgung der Haut durch die Faszien perforierende Gefäße
- Neurocutane Lappen mit zusätzlicher nervaler Versorgung

→ nach der Gefäß- und Nervenversorgung des Muskels, wobei hier die Einteilung nach Mathes und Nahai in 5 Klassen nach Art und Anzahl der versorgenden Gefäße Gültigkeit hat

→ nach der Kombination der transplantierten Gewebearten
Bei den durch den Plastischen Chirurgen durchgeführten Eigengewebetransplantationen stehen also folgende Verfahren zur Verfügung:

Fasziokutane Lappen, z. B.	• Skapulalappen • Radialislappen • CFLP-Lappen (Circumflexa fem. lat. perforans)
Myofasziokutane Lappen, z. B.	• Latissimuslappen • Serratus anterior-Lappen • Rectus abdominis-Lappen
Osteomyofasziokutane Lappen	• Beckenkamm (Defekte <10 cm) • Fibula (Defekte >10 cm)

Diese können sowohl als gestielte als auch als freie Lappen gehoben und transplantiert werden.

Ergebnisse (1986–1997)

Zwischen 1986 und 1977 sind in der Abteilung Plastische Chirurgie des Innenstadtklinikums der Universität München insgesamt 285 größere Gewebetransfers unterschiedlicher Zusammensetzung durchgeführt worden. Lappenverluste traten sehr selten auf, so daß insgesamt von einer Erfolgsrate zwischen 96% und 100% berichtet werden kann. Details sind in der folgenden Tabelle zu entnehmen (Tabelle 18.4).

Nachbehandlung (Tabelle 18.4)

Die operierte Extremität sollte den Bedürfnissen entsprechend gelagert und ruhig gestellt werden. Der erste postoperative Verbandswechsel erfolgt bei unkomplizierten Verläufen frühestens 24 h nach dem Eingriff. Spalthauttransplantate werden 5 Tage unter einen Schaumstoffkompressionsverband, die Spenderstelle mit Algosterilauflagen für 2–3 Wochen ohne Wechsel belassen. Bei mikrochirurgischen Eingriffen werden intraoperativ sowie für 5 Tage postoperativ Rheologika und Thrombozytenaggregationshemmer (Persantin, Rheomacrodex, Asasantin) gegeben. Der Verband wird immer zur Durchblutungskontrolle gefenstert. Nach mikrochirurgischer Transplantation eines freien Muskellappens erfolgt eine

Tabelle 18.4.

Lappenart	n	Verlust	Einheilung (%)
Gestielte Lappen			
Gatrocnemius	33	0	100
Soleus	23	1	99
Freie Lappen			
fasciocutan			
Scapula	75	5	96
Radialis	42	1	99
CFLP	4	0	100
myofasziocutan			
Latissimus	93	4	96
Rectus abdominis	15	0	100

Tabelle 18.5. Nachbehandlung

Nachbehandlung
• Regelmäßige klinische Kontrollen • Verbandstherapie • Lagerung und Ruhigstellung • Rheologika, Thrombocytenaggregationshemmer • Wickelung zur Lappenmodellierung • Krankengymnastik • Soziale und berufliche Rehabilitationsmaßnahmen

ausgedehnte aktive und passive krankengymnastische Beübung des Muskels, welche auch nach Abschluß der operativen Sanierung des Weichteilschadens fortgeführt werden soll. Bei Muskeltransplantationen mit neurovaskulärem Anschluß sind regelmäßige Kontrollen der Quantität der Axonaussprossung (z. B. Distalisierung des Hoffmann-Tinel-Zeichens, Sensibilitätsprüfung) notwendig. Soziale und berufliche Rehabilitationsmaßnahmen werden eingeleitet.

Ausblick

Bei der Sanierung von Defekten im Bereich des Unterschenkel/Fußes müssen oftmals zwei Gesichtspunkte erfüllt werden: neben einer suffizienten Weichteildeckung soll eine ausreichende Schutzsensibilität erreicht werden. Dies kann nur dann erreicht werden, wenn zusätzlich versorgende Nerven mit dem Lappen gehoben und angeschlossen werden. Daher transplantieren wir zunehmend freie Muskellappen, die auch an sensiblen Hautnerven (z. B. der Latissimuslappen mit Rm. dorsales Nn. thoracici) gestielt und reanastomisiert werden.

Bei klassischen Myokutanlappen wie dem Rectus-Abdominis oder Tensor-Fascia-Lata-Lappen dient der Muskelanteil der Sicherung der Durchblutung. Neue Studien und eigene Erfahrungen haben gezeigt, daß man auf den Muskelanteil verzichten kann, wenn man die Lappen an den sog. Perforansgefäßen hebt, den Gefäßen, die ausgehend von einem längs verlaufenden intramuskulären Gefäß die Muskelfaszien senkrecht durchbrechen und zur Subkutis/

Kutis ziehen und diese versorgen. Wir haben die Technik der Lappenstielung an Perforansgefäßen z. B. auch auf den muskulokutanen Tensor-Fascia-Lata-Lappen und seine Gefäßversorgung, der A. circumflexa femoris lateralis und ihren Pereforansgefäßen angewandt. Dem Nachteil der (noch) längeren Operationszeit stehen die Vorteile des geringeren Hebedefektes durch den in situ belassenen Muskel sowie dadurch der fehlende Funktionsverlusts der Spenderregion bei gut durchblutetem Spendergewebe gegenüber.

Große Fortschritte werden erzielt in der Wachstumsfaktorenforschung (z. B. PDGF, TGF-α, TGF-β, KGF) mit dem Ziel der Modulierung der Wundheilung auf humoralem Wege. Schließlich gelingt auch die Anzüchtung von Keratinozytenkulturen in größerem Umfang.

Zusammenfassung

Das Ulcus cruris sollte wegen seiner meist multifaktoriellen Genese interdisziplinär behandelt werden. Vor der lokalen chirurgischen Therapie steht dabei die Therapie der Grunderkrankung. Es sollte primär ein konservativer Behandlungsversuch erfolgen, um Operationen zu vermeiden bzw. die Operationszeit zu verkürzen und das Endergebnis zu verbessern. Im Sinne der Einzeitigkeit sollte das Ulkus mit wirkstoffhaltigen Wundauflagen zur Abheilung gebracht werden, im Sinne der Zweizeitigkeit kann so die Voraussetzung für chirurgische Maßnahmen geschaffen werden. Für operative Eingriffe kommt das Konzept der abgestuften, weichteilorientierten Therapie zur Anwendung. Das breite Spektrum der möglichen plastisch chirurgischen Techniken sollte sicher beherrscht werden, um dem Patienten eine optimale Lösung anbieten zu können. Auf die Notwendigkeit einer intensiven postoperativen Nachsorge ist hinzuweisen.

KAPITEL 19

Fasziektomie und Vakuumversiegelung in der Therapie des Ulcus cruris venosum

U. KOHLER

Einleitung

Es ist noch gar nicht so sehr lange her, da galt die Behandlung des chronischen Ulcus cruris venosum als eine Domäne der konservativen Therapie und dies nicht ohne Grund; die trophischen Störungen der Haut im Bereich eines Ulcus cruris und um das Ulkus herum haben auch durch ihre extrem schlechte Heilungstendenz seit jeher den Chirurgen abgeschreckt, ein Ulcus cruris operativ anzugehen – waren doch die neu geschaffenen Defekte meist größer als die vorher bestehenden. Das Krankheitsbild des venösen Ulcus cruris hat darüber hinaus durch seine Häufigkeit und den aus der Erkrankung resultierenden Leidensdruck enorme soziale und finanzielle Auswirkungen; die Kosten einer oft jahrelangen Therapie, Verdienstausfall und zum Teil vorzeitige Berentung belasten die Versicherungsträger und die Betroffenen erheblich. Der Varizenträger, der im Gefolge seiner chronisch-venösen Insuffizienz ein Ulcus cruris entwickelt, ist in einen Circulus vitiosus eingetreten, aus dem sich das Krankheitsgeschehen selbst nicht mehr befreien kann. Die Ausbildung der sogenannten Dermatolipofaszioklerose mit zunehmendem bindegewebigem Umbau von Haut, Subkutis und Muskelfaszie am Unterschenkel, führt zum Aufbau einer immer undurchdringlicher werdenden Barriere, die ihrerseits die Versorgung und Ernährung der oberflächlichen Schichten weiter behindert. So wird verständlich, daß die Exzision des Ulkus allein auch bei operativer Sanierung der zugrunde liegenden Varikosis keine dauerhafte Heilung garantieren kann und Rezidivraten in der Größenordnung von über 25% zu erwarten sind. Darüber hinaus kommt es durch die fortschreitende Sklerose und Entzündung zur Ausbildung eines chronischen Kompartmentsyndroms am betroffenen Unterschenkel, das seinerseits die Durchblutungsverhältnisse weiter verschlechtert. Nicht von ungefähr wurde das Ulcus cruris daher als eine *CRUX MEDICORUM* bezeichnet. Es ist das Verdienst von Hach, erkannt zu haben, welche Rolle die sklerosierte Unterschenkelfaszie in der Genese des Ulkus und insbesondere des Ulkusrezidives spielt und daß die Resektion der Faszie eine entscheidende Verbesserung der Heilungstendenz zur Folge hat. Hierbei werden mehrere Fliegen mit einer Klappe geschlagen:

1. wird die den Stoffwechsel behindernde Barriere beseitigt,
2. das chronische Kompartmentsyndrom entlastet und
3. mit der gut durchbluteten Muskulatur ein hervorragender Wundgrund für eine plastische Deckung geschaffen.

Methode

Bis zur Möglichkeit der plastischen Deckung muß der Wundgrund jedoch sozusagen konditioniert werden, das heißt, die Ausbildung eines möglichst gleichmäßigen Granulationsrasens ist für die Einheilung des Transplantates von großem Vorteil. Die passagere Deckung der doch meist relativ großen Hautdefekte ist nun möglich mit der vor ca. 10 Jahren erstmals von Fleischmann und Kinzl vorgestellten Vakuumversiegelung. Das Prinzip dieser Methode, die aus der Unfallchirurgie stammt, besteht darin, den entstandenen Hautdefekt mit einer drainagedurchzogenen Schaumplatte abzudecken. Mit einer Klarsichtklebefolie wird die Wunde dann luftdicht abgeklebt und mit Redonflaschen über die Drainagen dann ein Vakuum angelegt. Aus dieser Erkenntnis heraus haben wir für die operative Behandlung des Ulcus cruris venosum folgendes Therapieregime entwickelt: zu Beginn steht die relativ kurzfristige Vorbehandlung und Reinigung des Ulkus mit feuchten Kochsalzverbänden und systemischer Antibiose. Es folgt dann die operative Sanierung der Varikose mit Ulkusexzision, Fasziektomie und primärer Vakuumversiegelung. Nach 1–2maligem Wechsel der Versiegelung im Abstand von 4–6 Tagen erfolgt dann die plastische Deckung des Defektes durch eine Meshgraft. Wir haben an der Chirurgischen Klinik des Krankenhauses Bruchsal seit Februar 1996 insgesamt 26 Patienten mit chronischem Ulcus cruris nach dieser Methode behandelt. Pro Patient waren im Schnitt 2.1 Versiegelungen erforderlich, die Zeitdauer von der Erstoperation bis zur Meshgraftdeckung betrug durchschnittlich 11.2 Tage. Die mittlere Krankenhausverweildauer betrug 46.1 Tage.

Kasuistik

Im folgenden möchte ich Ihnen einige Kasuistiken vorstellen, die den Behandlungsablauf und den Ausgangsbefund sowie das Endergebnis veranschaulichen. Es handelt sich um eine 83jährige Patientin mit chronisch-venöser Insuffizienz und Ulcera cruris beidseits, links medial – rechts lateral gelegen. Aufgrund der klinisch ausgeprägteren Beschwerden zunächst Operation nach Babcock rechts und Exzision des Ulkus mitsamt der daruntergelegenen Faszie. Gleiches Vorgehen auf der Gegenseite 5 Tage später, jeweils Vakuumversiegelung. 11 bzw. 16 Tage nach der Erstoperation Meshgraft. Außerdem haben wir eine 74jährige Patientin mit nicht abheilenden Ulzera cruris medial- und lateralseitig rechts untersucht; diese Ulzera stellten immer wieder die Eintrittspforte für rezidivierende Erysipele dar. Zunächst erfolgte die großzügige Exzision der Ulzera mitsamt der darunterliegenden Faszie und der Perforansvenen. Vakuumversiegelung innen- und außenseitig in gleicher Sitzung. Nach zweimaligem Wechsel der Versiegelung Meshgraft der inzwischen mit sehr schönem Granulationsrasen bedeckten Areale. Abschlußbefund vor Entlassung mit vollständig eingeheilten Transplantaten. Bei dieser extrem adipösen Patientin war es im Gefolge eine Rezidivvarikosisoperation mit offener Fasziotomie im Bereich der Stauungsdermatose zu einer massiven subkutanen Infektion gekommen. Der Infekt machte die ausgedehnte Freilegung des infizierten Bereiches erforderlich. Gleichzeitig wurde die Faszie praktisch komplett reseziert. Vakuumversiegelung des Defektes. Nach zweimaligem Wechsel der Versiegelung zeigt sich ein sauberer Wundgrund mit gleichmäßigem Granulationsrasen.

16 Tage nach Fasziektomie Meshgraft. 3 Monate nach der Erstoperation ist die Wunde völlig abgeheilt. Dies sind Ein-Jahres-Ergebnisse nach Ulkusexzision, Fasziektomie Vakuumversiegelung und Meshgraft bei gemischtem arteriovenösem Ulcus cruris medial- und lateralseitig. Ein Jahr nach operativer Versorgung stellte sich diese Patientin zur Nachuntersuchung bei uns vor. Dieser Befund wurde erzielt, nachdem die inzwischen 79jährige Patientin 35 Jahre lang ein Ulcus cruris venosum mit konservativen Methoden behandelte.

Zusammenfassung

Das von uns praktizierte Verfahren der Fasziektomie mit Vakuumversiegelung beim Ulcus cruris venosum vereint mehrere Vorteile in sich:

1. Das Verfahren ist technisch einfach zu erlernen.
2. Es lassen sich dauerhafte Heilungen beim Ulcus cruris in fast allen Fällen erzielen.
3. Die Behandlung wird wesentlich verkürzt.
4. Es sind keinerlei kostenintensive Anschaffungen oder Verbrauchsartikel erforderlich.
5. Der pflegerische Aufwand wird deutlich reduziert.

In unseren Augen stellt daher das vorgestellte Therapiekonzept eine Bereicherung der zur Verfügung stehenden Methoden in der dauerhaften Sanierung des Ulcus cruris venosum dar.

TEIL VI

War Injuries

KAPITEL 20

Behandlungsprinzipien bei Kriegsverletzungen an den unteren Extremitäten mit spezieller Berücksichtigung der Amputationen

B. Greitemann

Einleitung

Kriegsverwundungen bedürfen besonderer chirurgischer Prinzipien. Im Rahmen der Kriegshandlungen im ehemaligen Jugoslawien lag der Schwerpunkt der Verletzungen auf Explosionsverletzungen, verursacht durch Minen, Bomben oder Artillerieschrapnelle. Diese Verletzungen bedürfen einer besonderen, standardisierten Behandlung, die im Artikel dargestellt wird. Nicht selten werden bei derartigen Verletzungen Amputationen notwendig. Entgegen der Doktrin der Guillotine-Amputationen sollte frühstmöglich an den weitgehenden Erhalt der Extremität und die Verbesserung der Rehabilitationsmöglichkeiten durch primäre korrekte operative Technik im Hinblick auf die spätere orthopädie-technische Stumpfversorgung gedacht werden.

Der Ausbruch des Krieges im ehemaligen Jugoslawien, speziell zwischen Serbien und Kroatien, traf den kroatischen Staat und die Bevölkerung zunächst relativ unvorbereitet. Insbesondere war der Sanitätsdienst hiervon betroffen, besonders auch in der Hinsicht, daß die führenden Positionen der ehemaligen jugoslawischen Armee meist von Serben besetzt waren. Es fehlte demnach speziell an einer konsequenten Sanitätsdoktrin und Logistik. Zudem änderten sich relativ rasch die Frontlinien, so daß die Sanitätsversorgung zunächst aus spontanen Einzelaktionen resultierte. Relativ schnell formierte sich allerdings dann eine Gruppe von Ärzten, Sanitäts- und Medizinpersonal zu einem sogenannten Sanitätshauptquartier der Republik Kroatien. Es handelte sich hierbei um spontane Freiwillige, die im Laufe der Zeit die wesentliche Grunddoktrin der Sanitätsmedizin entwickelt haben. Im Anfang wurde sich auf die Sanitätsdoktrin der NATO bzw. der israelischen Truppen gestützt, die aber speziell auf die Belange des lokalen Konfliktes hin umgearbeitet wurden. Aufgrund der sich rasch ändernden Frontlagesituationen wurde eine Anzahl von kleineren Sanitätshospitälern nahe der Frontlinie aufgebaut, die teilweise mobil waren. In diesen erfolgten dann die Primärversorgungen nach der Erstversorgung im Frontlinienbereich.

Das hier verwendete Zahlenmaterial verdanke ich Herrn Prof. Dr. K. Korzinek.

Art der behandelten Verletzungen

Die Verletzungen im kroatisch-serbischen Konflikt wiesen insofern eine besondere Situation auf, als daß die große Mehrzahl der Verletzungen Folge von Geschoßverletzungen waren (Artilleriegeschosse, Antipersonen-Landminen etc.). Nur eine geringe Anzahl dieser Verletzungen wurde durch Handwaffen verursacht, was damit zusammenhing, daß aufgrund der Kriegstaktik Direktkämpfe meist vermieden wurden und ein Großteil der Auseinandersetzungen durch Artilleriegeschosse bzw. Bombardements erfolgte. Die Mehrzahl der Verletzungen betraf dabei die Extremitäten (77%), bei 32% der Fälle lagen begleitende Frakturen vor (Tabelle 20.1).

Kriegsverletzungen durch Artilleriegeschosse oder Landminen sind üblicherweise dadurch charakterisiert, daß extreme Gewebeschäden durch Projektile mit hoher kinetischer Energie entstehen. Dies betrifft insbesondere auch die Knochenverletzungen. Die Bewegungsenergie, die bei Projektilverletzungen im Rahmen von Kriegsverletzungen resultiert, ist ungleich höher als die bei normalen Knochenbrüchen entstehende. Durch die charakteristisch geringe Elastizität des Knochens resultiert im Rahmen derartiger Bewegungsenergieverletzungen nicht nur ein einfacher Knochenbruch, sondern sehr häufig eine Mehrfragmentfraktur. Primär kommt es zunächst zu einem Eindringen des Projektils ins Gewebe mit hohem Druck und Zerreißung der Gewebe, anschließend

Behandlungsprinzipien bei Kriegsverletzungen an den unteren Extremitäten

Tabelle 20.1. Frequenz der Kriegsverletzungen nach der Region[1]

	Verletzungen	Brüche
Schulterbereich	17	
Kluvikula		3
Skapula		6
Schulter	24	
Obere Extremitäten	51	
Humerus		14
Ellbogen	55	
Radius		7
Ulna		6
Hand und Finger	43	24
Becken	192	6
Femur	19	
Knie		1
Unterschenkel	103	
Tibia		26
Fibula		8
Fuß	89	
	893	183

[1] Nach Angaben Prof. Dr. K. Korzinek, Orthopädische Universitätsklinik Zagreb, Kutina-War-Hospital, Kroatien.

einer Phase eines „relativen Unterdruckes", bei der auch andere Fremdkörper wie Ruß, Erdreich, Schmutz in die Wunde verbracht werden und anschließend einer Phase, bei der sich die Weichteile wieder an das Knochenskelett anlegen. Der eigentliche Wundbereich ist somit meist erheblich größer, als sich dies primär bei der Betrachtung der Wunde bei der ersten Inspektion zeigt. Dies ist bei den entsprechenden Behandlungsprinzipien zu beachten. Im Hinblick auf den Knochen kommt es durch das Auftreffen hochkinetischer Projektile zu einer „Fast-Explosion" des Knochens. Der Knochen wird in mehrere Fragmente zerteilt, Teile der Fragmente übernehmen kinetische Energie und agieren dann als Sekundärprojektile mit zusätzlichen Weichteilverletzungen, Schäden an Muskulatur, Gefäßen und Nerven. Teilweise entstehen auch an weit vom eigentlichen Eindringort entfernten Knochenanteilen subperiostale Fissuren, die nur schwer oder gar nicht zu diagnostizieren sind, insbesondere deswegen, weil primär bildgebende Verfahren nicht zur Verfügung stehen. Teilweise werden auch Knochenanteile völlig außerhalb des Kontaktes zum primären Knochen in die Weichteilgewebe weit versprengt und führen dort zu Sequestrierungen, teilweise auch zu Infektionen. Hauptkennzeichen der Kriegsverletzungen waren somit insbesondere die Schwere der Knochenverletzung durch Hochenergiegeschosse einschließlich der dadurch verursachten starken sekundären Weichteilverletzungen. Hieraus resultierend entwickelt sich die höhere Tendenz zur Infektion sowie eine langsamere Tendenz zur Wundheilung.

Therapieprinzipien bei Kriegsverletzungen

Erste Hilfe

Die Behandlung von Kriegsverletzungen beginnt bereits am Ort der Verwundung, entweder direkt im Bereich der Schlachtfeldlinie oder besser an einem sicheren Punkt. Ziel ist hier die Erstversorgung mit mechanischer Versorgung der Blutung sowie der Immobilisation bei Frakturen oder schweren Verletzungen. Anschließend erfolgt der Transport zum ersten Sanitätspunkt.

Primärbehandlung

Die erste Sanitätsauffangstation befindet sich in unmittelbarer Nähe des umkämpften Gebietes an einem Ort, wo die Vorbereitungen zum Weitertransport in das nächstgelegene mobile oder stationäre Krankenhaus durchgeführt werden kann. In dieser Phase wird neben der Sicherung der Vitalfunktionen, der Hämostase und einer temporären Immobilisation bereits die Behandlung i. S. einer antibiotischen Abdeckung, einer Anti-Tetanus-Prophylaxe sowie insbesondere einer Schmerzmedikation durchgeführt. Der Patient wird transportfähig gemacht.

Im Durchschnittfall der Kampfhandlungen im Bereich des Krankenhauses Kutina lag das nächstgelegene größere Krankenhaus 10–15 km von den ersten Kampflinien entfernt, so daß mit einem Transport der Verwundeten von 10–40 Min. Dauer gerechnet werden mußte.

Definitivbehandlung

Die definitive Behandlung der Mehrzahl der Kriegsverletzungen wurde in den sehr nahe am Kampfgebiet gelegenen Kriegskrankenhäusern durchgeführt, wenn möglich außerhalb des Artillerieschußfeldes. In diesen Hospitälern war eine genügende Anzahl qualifizierter Ärzte und Hilfspersonal vorhanden, ebenso entsprechende infrastrukturelle Einrichtungen sowie Arzneimittel. Eine geringe Anzahl von sehr schwer verletzten Patienten mußte in weiter entfernt gelegene zivile Krankenhäuser weiterverbracht werden.

Prinzipien der Behandlung von Kriegsverletzungen an den Extremitäten

Die Behandlung von Kriegsverletzungen der Extremitäten ist im Prinzip schematisch gesehen relativ einfach. Folgende Schritte müssen beachtet werden

- Analgesie
- Immobilisation
- Chirurgische Versorgung
- Vorbeugung gegen Tetanus und Gasbrand
- Infektionsprophylaxe durch antibiotische Abdeckung
- Lokale Anwendung von Antiseptika

Im Hinblick auf die Immobilisation hat sich unter Kriegsbedingungen insbesondere die Immobilisation mit einem „Fixateur externe" als effektivstes Verfahren bewährt. Speziell unter Kriegsbedingungen müssen diese Fixateure mechanisch stabil und belastungsfähig sein, allerdings auch leicht verwendbar. In dieser Hinsicht hat der unilaterale Fixateur gegenüber anderen Fixierungsverfahren Vorteile. Im Rahmen der Kriegshandlungen in Exjugoslawien kam es dann aufgrund der relativ großzügigen Anwendung dieses Fixationsverfahrens schnell zu einem Mangel an entsprechenden Fixateuren, der dadurch kompensiert wurde, daß ein eigener Typ eines unilateralen „Fixateur externe", der sogenannte CMC-Fixator (Croatien Medical Corps) eingesetzt wurde.

Im Hinblick auf die chirurgische Wundversorgung liegt weiterhin der Schwerpunkt auf der primären Wundsäuberung durch

Entfernung sämtlichen avitalen Gewebes mit sorgfältiger Spülung der Wunde und Drainage von Hohlräumen oder größeren Verletzungsarealen. Prinzipiell ist die offene Wundbehandlung vorzuziehen. Weichteilverletzungen werden routinemäßig durch eine Hautexzision, Entfernung aller nekrotischen Faszien und Muskeln sowie eines konsequenten Entfernens von eingesprengten Fremdkörpern behandelt. Allerdings werden Fremdmaterialien nicht auf jede Kosten entfernt, speziell dann nicht, wenn die Entfernung andere vitale Strukturen der betroffenen Extremität gefährden würde, bzw. wenn Projektile in weit entfernte Areale bzw. in vitales Gewebe versprengt sind.

Trotz aller Versuche einer extremitätenerhaltenden Wundversorgung sind Amputationen bzw. Sekundäramputationen von Extremitäten bei derartigen Verletzungen unvermeidlich. Im Kutina-War-Hospital mußten bei 19 Verwundeten mit Fraktur insgesamt 24 Amputationen durchgeführt werden.

Insgesamt ist es sowohl in Kroatien als auch in Bosnien so gewesen, daß etwa 10% der Verletzungen durch Amputationen behandelt wurden (Tabelle 20.2).

Gerade im Hinblick auf die Amputationschirurgie ist allerdings zu fordern, daß die bisher geübte Praxis der sogenannten Guillotine-Amputation wenn eben möglich vermieden wird. Diese beinhaltet im Moment, daß bei einer späteren zweiten Operation entweder eine deutliche Knochenkürzung notwendig ist, um eine belastungsfähige Hautdeckung zu erreichen, oder daß im Stumpfspitzenbereich größere Hauttransplantationen nötig werden. Diese aber sind immer weniger belastungsfähig. Deshalb sollte – wenn eben möglich – bereits bei der Primärversorgung an die spätere

Tabelle 20.2. Anzahl und Bereich der Amputationen

Amputationsbereich	Anzahl
Finger	5
Unterarm	1
Oberarm	1
Zehen	3
Fuß	1
Unterschenkel	4
Oberschenkel	4
Insgesamt	19 (10,4%)

Rehabilitation und orthopädie-technische Versorgung des Stumpfes gedacht werden. Es spricht überhaupt nichts dagegen, daß die Lappenbildung gemäß den anerkannten Richtlinien der Amputationschirurgie bereits frühzeitig bei der Erstversorgung bedacht wird, daß der Knochen entsprechend von den Knochenkanten her abgerundet und zugerichtet wird. Auch mit einem derartigen Lappen (beispielsweise langer Hinterlappen bei Unterschenkelamputationen) ist eine offene Wundbehandlung ohne weiteres möglich, einschließlich einer entsprechenden Spülung. Sekundär kann man dann bei einer zweiten Operation durch kleinere Eingriffe einen Wundverschluß erreichen, ohne massiv Knochen nachkürzen zu müssen. Man erhält hierdurch dem Patienten einen mit eigenem Hautmaterial belastungsfähig gedeckten Stumpf und ermöglicht ihm anschließend eine entsprechende Rehabilitation.

Bei der Versorgung unter diesen Prinzipien sind folgende Grundsätze mitzubeachten:

- Kürzung der Nerven und Verlagerung der Nervenenden in Bereiche, wo sie später keinen Druck durch Prothesenwände erhalten (beispielsweise Nervus tibialis etwa 3 QF oberhalb der Knochenkante, Nervus peronäus, Nervus suralis entsprechend kürzen. Nervus ischiadicus im Bereich der Ischiadikusloge ebenfalls etwa 3 cm oberhalb der Knochenkante kürzen).
- Abrunden der Knochenkanten, beispielsweise Unterschenkel mit vorderer Schlittenkufe.
- Weitestgehende Entfernung von Fremdmaterialien, die später im Aufnahmebereich des Stumpfes Druckprobleme verursachen können.
- Verlagerung von Narben und operativen Zugangswegen außerhalb der späteren Belastungsflächen, wenn möglich.

Zusammenfassung

Zusammenfassend ist festzustellen, daß Kriegsverwundungen einer speziellen, relativ starren Behandlungsstrategie bedürfen, um sichere, gute Ergebnisse zu erreichen. Gerade im Hinblick auf die Amputation ist dabei festzustellen, daß hier bereits primär auch bei der Erstversorgung an die spätere prothesentechnische Versorgung und Rehabilitation des Patienten gedacht werden muß, und daß die Praxis der Guillotine-Amputationen im Hinblick auf eine suffiziente Primäramputationschirurgie verlassen werden sollte. Der im Kriegsfall tätige Arzt sollte die wesentlichen Prinzipien der Amputationschirurgie, die differenzierte Indikationsstellung und die chirurgisch-technisch möglichen Amputationshöhen kennen, ebenso wie deren Risiken. Unabdingbar sind auch Kenntnisse über spätere orthopädisch-technische Versorgungsmöglichkeiten. Mit einem derart ausgebildeten Sanitätscorps erst sind die hohen Anforderungen heutiger kriegerischer Konflikte zu meistern. Hilfreich können in dieser Hinsicht die Behandlungsrichtlinien des Internationalen Roten Kreuzes sein.

KAPITEL 21

„Mines Injuries"

M. Nowak und Ch. Tesch

Im Laufe der Geschichte erfuhr die Therapie der Explosionsverletzungen einen steten Wandel. Im 15. Jahrhundert wurden alle Kriegsverletzungen durch glühendes Metall oder kochendes Öl verschlossen (Pfalzpeint, Gersdorf). Erst in diesem Jahrhundert setzten sich modernere Therapien durch Einführung der Narkose, der Antisepsis, der Antibiotika und der offenen Wundbehandlung durch (Parè, Larreè)

Minenverletzungen wirken mit 3 unterschiedlichen Mechanismen auf menschliche Körper:

- Die primären Verletzungsfolgen entstehen durch die Druckwelle in luftgefüllten Hohlorganen, wie dem Mittelohr und dem Gastrointestinaltrakt.
- Die sekundären Verletzungsfolgen entstehen durch Fremdkörper, wie Splitter, Steinen oder auch Kleidungsfetzen.
- Die tertiären Verletzungsfolgen sind die Einwirkungen auf den Körper, wie die thermische Schädigung (Emergency War Surgery).

Eine chirurgische Therapie ergibt sich somit fast immer und ist gekennzeichnet durch:

- Frühest mögliche Antibiotikagabe
- Frühest mögliches ausgiebige Lavage und Debridement
- Externe Stabilisierung von Frakturen
- Optimierung der Perfusion durch primäre Gefäßrekonstruktion
  Großzügige Fascienspaltungen
- Grundsätzlich offene Wundbehandlung
- Täglicher Verbandwechsel
- Sekundärer Wundverschluß 5-6 Tage postprimär.

Da grundsätzlich bei jeder Minenverletzung eine kritische Weichteilsituation vorliegt, sollte auf keinen Fall ein primärer Wundverschluß angestrebt werden.

Literatur

1. KÖNIGER E (1958) Aus der Geschichte der Heilkunst. Prestel Verlag, München
2. HORNDASCH M (1948) Der Chirurg Napoleons. Karl Glöckner Verlag, Bonn
3. Emergency War Surgery (1988) United States Government Printing Office, Washington
4. STEINMANN R (1994) Der chirugische Einsatz in Somalia. Wehrmedizinische Monatsschrift 11

TEIL VII

Verbrennung/Erfrierung

KAPITEL 22

Therapiekonzept bei schweren Erfrierungen

P. Meyer und A. Thomas

Länger andauernde Kälteexposition unterhalb von 0 °C führt zwangsläufig zur Senkung der zentralen Körpertemperatur und zur Bildung von Nekrosen beginnend an den Akren und schließlich zum Körperstamm fortschreitend auf der Basis kälteinduzierter Durchblutungsstörungen (Abb. 22.1). Ein Absinken der zentralen Körpertemperatur unter die kritische Grenze von 27 °C hat in der Regel den Tod durch Kreislaufversagen zur Folge.

Die Ursachen der Durchblutungsstörungen bei schweren Erfrierungen sind vielfältig. Die Kälteeinwirkung leitet eine Dysfunktion des betroffenen Endothels bei gleichzeitiger Vasokonstriktion ein. Daraus resultiert ferner eine Flußerniedrigung, was schließlich eine Thrombosierung der gesamten Mikrozirkulation im geschädigten Bereich auslöst. Diese pathophysiologischen Erkenntnisse der letzten Jahre weisen auch den Weg zu einem erfolgreichen

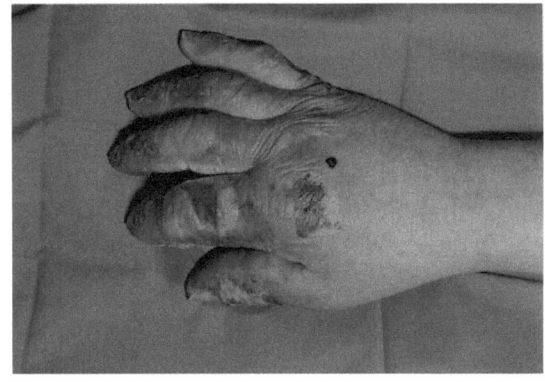

Abb. 22.1. Bildung von Nekrosen nach länger andauernder Kälteexposition unterhalb von 0 °C, rechte Hand bei Aufnahme

Therapiekonzept, das sich zum Ziel setzt, den eintretenden Gewebeschaden so minimal als irgend möglich zu halten.

An erster Stelle steht eine behutsame Erwärmung des Körpers von zentral nach peripher. Nächster Ansatzpunkt ist die Optimierung des aktuellen Hämatokritwertes. Am effektivsten ist eine 2–3 Wochen kontinuierlich andauernde Thrombolyse, wobei wir mit initial einem Bolus von 250 000 I.E. Urokinase beginnen, um dann mit 100 000 I.E. Urokinase/h weiterzubehandeln. Die thrombolytische Therapie wird ergänzt durch eine gleichzeitige Infusionsbehandlung mit Prostaglandinen, die Substitutionscharakter trägt. Ungeachtet dessen sind die modernen Regeln einer professionellen Lokalbehandlung strikt zu beachten, um den Therapieerfolg zu sichern und abzurunden.

KAPITEL 23

Die topische Behandlung der Verbrennungswunde mit einem Kohlefasertuch, Sorusal®-Legius®

M. BROCKMANN, C. KRAWEHL-NAKATH und S. SCHOLTEN

Die topische Behandlung der Verbrennungswunde ist standartisiert und besteht aus der Wundreinigung, Desinfektion und Applikation antiseptischer Salben. In den meisten Zentren werden z. Zt. Silbersulfadiazin (Flammazine) und Polyvidon-Jod (Betaisodona) favorisiert. Wir stellen als Alternative ein Kohlefasertuch – SORUSAL®/LEGIUS® – vor, welches nach unseren Erfahrungen den Besonderheiten der II°-Verbrennungswunde besser gerecht wird.

1. In der Initialphase zeigt die II°-Verbrennungswunde eine gesteigerte Wundsekretion mit entsprechender Durchfeuchtung der Verbände. Die neuartige Wundauflage SORUSAL® hat aufgrund ihrer hygroskopischen Eigenschaften ein enormes Flüssigkeitsabsorbtionsvermögen. Durch die permeable Webstruktur wird darüberhinaus Flüssigkeit in darübergelegte Baumwollmullverbände abgeleitet.
2. Verbände sind durch die besondere Flexibilität, Elastizität und Haftung auf feuchten Oberflächen leicht und rasch anzulegen. Sie bieten einen guten mechanischen Schutz der empfindlichen Wundoberfläche und damit höheren Patientenkomfort.
3. Nach Sistieren der Wundsekretion kommen Karbonauflagen einer anderen Webstruktur zur Anwendung: LEGIUS® ist glatt, angefeuchtet leicht und schmerzarm abzulösen und tolerant gegen verschiedene Antiseptika-Lösungen (z. B. PVJ, Lavasept, Essigsäure). Granulationsgewebe und Epithelinseln werden nicht mit jedem Verbandwechsel abgerissen. Gleichzeitig fördert das feuchte Milieu die Geweberegeneration und Reepithelisierung.
4. Karbonfasern sind inert. Sie lösen keine Gewebereaktionen oder Allergien aus und haben keine zytotoxischen Effekte. Nebenwirkungen sind nicht bekannt.

5. Einen besonderen Vorteil sehen wir in der guten Beurteilbarkeit der Verbrennungswunde hinsichtlich ihrer Tiefenausdehnung. Es bilden sich keine störenden Verfärbungen oder Wundbeläge, die das Festlegen des optimalen OP-Zeitpunktes erschweren.
6. Durch die verringerte Frequenz an Verbandwechseln erfreuen sich die neuen Verbandstoffe einer guten Akzeptanz bei Pflegepersonal und Patienten. Neben der dargestellten Kostenreduktion wird auch die Arbeitsbelastung des Pflegepersonals merklich verringert.

Fazit: Das „Koblenzer Modell" einer Karbonfaser-Wundauflage zeigt in unseren Augen wesentliche Vorteile bei der Behandlung der II°-Verbrennungswunde. Wir präferieren die neue Verbandtechnik gegenüber der konventionellen topisch-antiseptischen Wundbehandlung.

TEIL VIII

Pflegeorganisation

KAPITEL 24

Aspekte ärztlicher und pflegerischer Kooperation in der Wundversorgung

S. RHEINWALT

Einleitung

In der Versorgung insbesondere chronischer Wunden kommt es zu vielfältigen Überschneidungen ärztlicher und pflegerischer Tätigkeiten.

Die Qualität der Behandlung wird entscheidend bestimmt vom Vorhandensein eindeutiger Behandlungskonzepte. Leider wird die Realität noch immer von polypragmatischen Therapieansätzen bestimmt, welche einerseits wirtschaftlich oft nicht begründbar sind und andererseits eine Verunsicherung von Patienten und Behandlern herbeiführen.

Eine Hinwendung zu einem kooperativen Behandlungskonzept, wobei Erfahrung und Wissen aller Beteiligten angemessen Berücksichtigung finden, wird gefordert.

Entscheidende Voraussetzung hierbei sind die Motivation und das gegenseitige Interesse für die Arbeitsabläufe und „Probleme" der jeweils anderen Berufsgruppe. Nur so lassen sich überkommene hierarchische Strukturen überwinden.

Zur Darstellung kommen neben der Professionalisierung der Pflegenden schließlich auch die rechtlichen Aspekte eines kooperativen Wundbehandlungskonzeptes.

Professionalisierung der Pflegenden

Kooperation zwischen Arzt und Pflegekraft – beide Berufsgruppen sind wie keine anderen im Krankenhaus auf eine reibungslose Zusammenarbeit miteinander angewiesen:
Eine gute Medizin ist nur mit guter Pflege, eine gute Pflege nur mit guter Medizin erreichbar.

Die Krankenhäuser haben sich in den zurückliegenden Jahrzehnten zu komplexen, stark arbeitsteiligen, differenzierten und spezialisierten medizinischen und pflegerischen *Hochleistungszentren* entwickelt.

Mit gegenwärtig rund 300 000 Mitarbeitern und Mitarbeiterinnen, das sind 40%, stellt der Pflegedienst die mit Abstand größte Personalgruppe in den Krankenhäusern der Bundesrepublik dar.

Angesichts der zunehmenden Schwierigkeiten bei der Gewinnung von qualifizierten Pflegekräften werden immer wieder die Aufgaben und Verantwortungsbereiche des Pflegepersonals im Verhältnis zu anderen Berufsgruppen im Krankenhaus erörtert, insbesondere zu den Ärzten. Beide Seiten betonen immer wieder, daß eine enge Kooperation der verschiedenen Heilberufe für eine optimale Versorgung der Patienten unabdingbar sei, doch in der Praxis wird dieses Ziel nur selten erreicht.

Viele Diskussionen gibt es um die Frage der *Übernahme* bzw. Abgabe bestimmter Tätigkeiten. Dabei behindern Wissensdefizite der Ärzte über pflegerische Maßnahmen vielfach die Arbeit der Pflegekräfte und auch die Pflegenden haben häufig nur eine ungenaue Vorstellung vom Arbeitsalltag ihres Stationsarztes.

Eine Vielzahl von *Konflikten und Spannungen* zwischen den beiden Professionen macht eine Kooperation häufig nur unter starken Reibungsverlusten möglich. Die Kosten hierfür sind eine Einbuße an Arbeitsqualität, Arbeitseffizienz und Zufriedenheit in beiden Bereichen.

Grundvoraussetzung für kooperative Zusammenarbeit im Krankenhaus ist die *Motivation* jedes einzelnen Mitarbeiters. Bei ganzheitlichem Verständnis der Patientenversorgung ist eine enge Zusammenarbeit bei *klarer Festlegung der Kompetenzen* und Verantwortlichkeiten notwendig.

Die arbeitsteilige, koordinierte Patientenversorgung erfordert eine *zuverlässige Übermittlung* aller notwendigen Informationen mit größtmöglicher Schnelligkeit. Eine einheitliche *Leistungsdokumentation* ist deshalb unabdingbar.

Eigenes Arbeitsverhalten muß mit dem Arbeitsverhalten und dem zeitlichen Arbeitsablauf eines Anderen abgestimmt werden. Deshalb gilt es besonders in ständig wechselnden Schichtdiensten eine gleichbleibende Versorgung sicherzustellen.

Rechtliche Aspekte eines kooperativen Wundbehandlungskonzepts

Die rechtliche Abgrenzung der jeweiligen Verantwortlichkeiten ist dahingehend definiert, daß *Diagnosestellung und therapeutische Anordnung* unter ausschließlichem Arztvorbehalt stehen. Dem Pflegepersonal obliegt die *Durchführungsverantwortung*, das heißt, die erforderlichen pflegerischen Maßnahmen werden nach Einschätzung des Pflegebedarfs des Patienten eigenverantwortlich vorgenommen. Rechtlich ist die pflegerische Leistung der ärztlichen gleichwertig; sie ist ein „aliud" – eben etwas anderes.

Neben der haftungsrechtlichen Gesamtverantwortung für die Behandlung des Patienten trägt der Arzt die Aufsichts- und Überwachungspflicht für die Tätigkeit der Pflegebereiche.

Unstreitig handelt es ich bei der Pflegetätigkeit, besonders im Bereich der Intensivmcdizin, um gefahr- und schadensgeneigte Arbeit. Die Pflegekraft hat sich deshalb bei der Übernahme einer Tätigkeit im Rahmen der Patientenbehandlung zunächst die Frage zu stellen, ob sie ausreichend qualifiziert und persönlich individuell befähigt ist, die aufgetragene Tätigkeit zu übernehmen. Hat die Pflegekraft Zweifel, dem Auftrag gerecht zu werden, muß sie ihn ablehnen.

Kurz: *Das Pflegepersonal darf nur das tun, was es kann, nicht was es können müßte.*

Berufsbild

Pfleger und Schwestern haben im Gegensatz zu den Ärzten den Nachteil, daß ihr Berufsbild im Krankenpflegegesetz nicht eindeutig definiert ist. Es werden derzeit zwar Konzepte zur Regelung entsprechender Vorbehaltsaufgaben diskutiert, doch der Trend geht scheinbar in eine andere Richtung: Bundesarbeitsminister N. Blüm oder Bundeskanzler Helmut Kohl stellen Pflege als einen richtigen Beruf nach wie vor in Frage und betonen, daß zur Pflege *vor allem ein gutes Herz* gehört. Auch Antworten von Juristen helfen in vielen Fällen kaum weiter. Eine generelle Festlegung gibt es häufig nicht. „Das hängt von den Fähigkeiten und Kenntnissen im konkreten Fall ab" beschreibt Dr. Erich Steffen, ehemals vorsitzender Richter am Bundesgerichtshof in Karlsruhe, diese Grauzone.

Die Grenze zwischen Diagnose und Therapie, für die die Ärzte zuständig sind und der Behandlungspflege durch die Pflegekräfte ist fließend. Die Pflegetätigkeit hat sich im Laufe der letzten Jahrzehnte über eine *„häubchentragende Verfügbarkeit"* und den Status des „Heilhilfsberufes" zu einer Berufsgruppe gewandelt, die eine zunehmende Professionalisierung anstrebt und mehr Autonomie fordert. Allein in Europa gibt es bereits in 16 Ländern *Studiengänge für Pflege* mit einem akademischen Abschluß. Derzeit werden allein in Deutschland von über 20 Fachhochschulen und mehr als 10 Universitäten gesundheitswissenschaftliche und pflegewissenschaftliche Studiengänge geplant oder angeboten. Eine Hochrechnung der Robert-Bosch-Stiftung spricht von einem Bedarf von 60 000 bis 100 000 akademisch qualifizierten Pflegepersonen.

Anforderungen an eine moderne Wundversorgung

Die moderne Wundversorgung stellt an die Zusammenarbeit von Ärzten und Pflegekräften besondere Anforderungen.

Eine *Umfrage* der Zeitschrift „Pflege" 1996 unter ihren Lesern ergab, daß in 35% der Fälle die Pflegekraft allein und in 45% die Pflegekraft zusammen mit dem Arzt die Wundversorgung übernimmt.

Auf die Frage, woran die Wundversorgung in der jeweiligen Einrichtung krankt, wurden folgende Antworten gegeben:

Die *mangelnde Kooperation zwischen Ärzten und Pflegenden* hält mit 55% die Spitze, die fehlende Fachkompetenz der Pflegenden wird mit 38%, mangelnde Fachkompetenz der Ärzte mit 35%

angegeben. Fehlende finanzielle Mittel stellen mit 15% nur einen geringen Anteil dar. Die Frage, mit welchen Wunden die Pflegenden *am häufigsten* konfrontiert werden, ergab, daß mit 80% die *OP- Wunden* an der Spitze stehen, doch bereiten diese akuten Wunden nicht zuletzt wegen der guten Ausbildung von Ärzten und Pflegenden und der allgemein besseren Heilungsverläufe die geringsten Probleme.

Pflege chronischer Wunden

Problematisch für die Pflege sind die *chronischen Wunden*.

An erster Stelle steht, der Umfrage zufolge, das *Ulcus cruris*, das in der stationären Pflege zwar nur *10% aller Wunden* ausmacht, aber wegen des großen Betreuungsaufwandes mehr Pflegepersonal und damit auch mehr Arbeitskräfte bindet.

Etwa fünf Millionen Deutsche leiden derzeit an einer chronischen Wunde:

- 1,7 Millionen an einem *Ulcus cruris*
- 1,5 Millionen an einem *Dekubitalulkus*
- der Rest an *unterschiedlichen Wunden* – von der nicht abgeheilten Unfallverletzung bis hin zur diabetischen Gangrän.

Unter der heutigen Maßgabe, nicht mehr nur den *schnellen Verschluß* der Wunde, sondern eine Regeneration des zerstörten Gewebes unter voller Funktionserhaltung *einschließlich* eines akzeptablen kosmetischen Ergebnisses anzustreben, gewinnen moderne Verfahren des Wundmanagements Bedeutung.

Konzepte der Wundbehandlung

Leider existieren bereits *innerhalb einer Klinik* die verschiedensten Konzepte der Wundbehandlung bei gleichartigen Wunden nebeneinander. Vielfach wird da nach der Maßgabe behandelt: „Wer heilt, hat recht".

Auf einer Tagung mit niedergelassenen Ärzten brachte eine TED-Umfrage Erstaunliches an den Tage: Auf die Frage, wonach sie ihre Therapieentscheidung ausrichten, gaben die die meisten der eigenen Erfahrung den Vorzug. Wenn es um die Therapie geht, scheint ein „flexibles Handling" im Vordergrund zu stehen. Zahlreiche Denkansätze und Forschungen zur Entwicklung alternativer Konzepte in der Wundbehandlung reichen von der Entwicklung synthetischer Wundverbände, über Haut- und Gewebetransplantationen im Rahmen einer plastisch-rekonstruktiven Chirurgie, über Feuchttherapie und Hydrogelverbände bis hin zu resorbierbaren Wundauflagen. Gefordert werden muß heute ein aktuelles Präsenzwissen und einheitliche Konzepte nach wissenschaftlich gesicherten Erkenntnissen. Denkbar wäre die Einrichtung einer hausinternen, bereichsübergreifenden Arbeitsgruppe, die einen Handlungsleitfaden mit konkreten Umsetzungs- und Anwendungshinweisen erarbeitet.

Ein kooperativer Behandlungsplan zur Behandlung chronischer Wunden muß daher neben einer stadiengerechten, differenzierten Diagnostik bezüglich der unterschiedlichen Ätiologie aktuelle und einheitliche lokaltherapeutische Maßnahmen umfassen.

Maßnahmen

Aus pflegerischer Sicht sind es vor allem professionelle Maßnahmen zur aktiven und passiven Mobilisation des Patienten, konsequente Kompressionstherapie, regelmäßige Verbandwechsel unter sterilen Kautelen außerdem eine intensive Hautpflege, die den langwierigen Heilungsverlauf des Ulcus curis positiv beeinflussen. Reichhaltiges Erfahrungswissen der Pflegenden, systemisch aufgearbeitet und überprüft, stellt ein effektives Potential bei der Behandlung chronischer Wunden dar. Auch die emotionale Zuwendung zum chronisch Kranken bedarf einer geschulten Wahrnehmung und kontinuierlichen Gesprächsbegleitung durch das Pflegepersonal.

Zur ordnungsgemäßen Patientenversorgung nach aktuellen Erkenntnissen der Wissenschaft bedarf es demnach einer qualitativ hochwertigen ärztlich-pflegerischen Gesamtleistung. Das eine ist ohne das andere weder denkbar noch möglich. Denn: sicher und aktuell – so muß jede Wundversorgung sein. Pflege und Medizin sind heute zwei Teile eines Ganzen!

Professionalisierung der Wundbehandlung durch die Etablierung von Wundschwestern oder Wundärzten im klinischen Bereich?

Ausgangssituation und Problemstellung

- Steigende Zahl chronischer Wunden
- Überholte, tradierte Behandlungsmethoden
- Über 80% aller Wunden inadäquat versorgt
- Weitverbreitete Polypragmasie
- Fehlende Koordination zwischen Arzt/Pfleger
- Unwissenheit über moderne Behandlungssysteme mangelnde Ausbildung
- Gesamthafte Fehleinschätzung der Kostenstrukturen
- Produkt/Personal ⇒ Gesamtbehandlung ⇒ volkswirtschaftliche Relevanz)
- Medizinisches „Randproblem"/Informationen und Fortbildung mit ökonomisch nicht vertretbarer Ineffizienz belastet

Zielsetzung

- Verbesserung des Wundbehandlungs-Standards im klinischen Bereich
  - durch Einflußnahme auf Studien und Ausbildungspläne
  - durch gezielte und umfassende Fortbildung von Ärzten und Pflegepersonal (z. B. AWM)
- Schaffung von individueller Kernkompetenz mit Multiplikatorfunktion

Aktuelle Hemmfaktoren

- Koordinationsprobleme Arzt/Pflege – unklare Aufgabenbegrenzung/Entscheidungskompetenz
- Trivialisierung der Wundproblematik im Verwaltungsbereich unter dem einseitigen Blickwinkel der reinen Beschaffungskosten

- Reduzierung der Fortbildungs-Budgets
- Verwirrende Produktvielfalt und mangelnde Klassifizierung der Produkte von seiten der Industrie
- Zögerliche Haltung der Berufsverbände hinsichtlich der Spezialisierung im Pflegebereich

TEIL IX

Diabetischer Fuß

KAPITEL 25

Wundheilungsstörungen beim diabetischen Fuß

P. MEYER

Einleitung

Die meisten Wundheilungsstörungen sind auf einzelne auslösende Faktoren zurückzuführen, bieten ein klares klinisches Bild, kündigen sich durch Schmerzen an und können einem bestimmten Therapiekonzept zugeführt werden. Ganz anders verhält es sich beim Diabetes mellitus, der durch sehr unterschiedliche Gewebsschädigungen oft ein klinisches Zerrbild hinterläßt. Es ist deshalb äußerst wichtig, sich die Besonderheiten des diabetischen Fußes bewußt zu machen, um durch eine entsprechend breit gefächerte Therapie eine optimale Schadensbegrenzung zu erzielen.

Makroangiopathie durch Diabetes mellitus

Der Diabetes mellitus kann eine Makroangiopathie verursachen, deren Beschwerdebild durchaus der nichtdiabetischen peripheren arteriellen Verschlußkrankheit gleicht, d.h. im Vordergrund stehen kalte Zehen, eine schmerzhafte Einschränkung der Gehstrekke, eine livide Verfärbung der Haut und fehlende Fußpulse.

Unterscheidung von üblichen Verschlußkrankheiten

Die diabetische Makroangiopathie unterscheidet sich in typischer Weise von der üblichen peripheren Verschlußkrankheit durch den bevorzugten Befall der Unterschenkelsegmente, die häufige Einbe-

Abb. 25.1. Betroffenes Unterschenkelsegment bei Aufnahme, linkes Bein

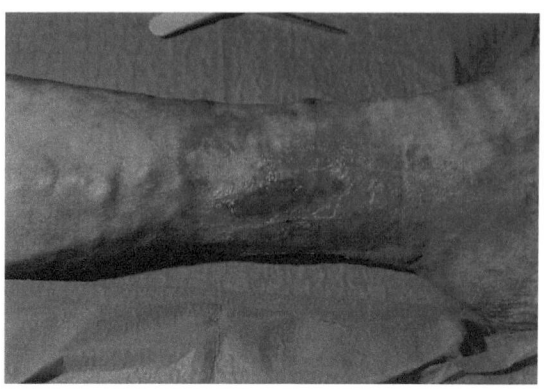

ziehung der A. profunda femoris und das Auftreten einer Mediasklerose vom Typ Mönckeberg (Abb. 25.1).

Klinisches Erscheinungsbild

Das klinische Erscheinungsbild ist geprägt von der diabetogenen Neuropathie. Wir finden einen warmen, rosigen Fuß vor, assoziiert mit einer Sensibilitätsminderung, mit Schwielen, überschießender Hornhautbildung, einem lokalen Ödem und mit Plantarulzera. Die Fußpulse können sogar tastbar sein.

Neigung zu Druckläsionen

Oftmals neigt der Diabetiker zu Osteoarthropathien und Fußdeformitäten wie zum Beispiel der Hohlfuß und der Entwicklung von Hammerzehen, die allesamt die Entstehung von Druckulzera begünstigen. Am häufigsten treten diese Druckläsionen unter dem Groß- und Kleinzehenballen, an der Großzehenspitze sowie der Ferse auf.

Komplikationen

Kompliziert werden alle diese Befunde noch die erhöhte Infektanfälligkeit von Diabetikern. Und manchmal entscheidet solch eine

Infektion allein darüber, ob ein diabetischer Fuß abheilt oder in eine Amputation mündet. Die Vielschichtigkeit der Problematik beim diabetischen Fuß erfordert eine entsprechend differenzierte Diagnostik. Neben der speziellen angiologischen Diagnostik mit einer Dopplerdruckmessung der peripheren Arterien – deren Aussagewert bei vorhandener Mönckebergsklerose allerdings erheblich eingeschränkt ist – einer Duplexsonographie und einer Angiographie gehören Röntgenaufnahmen des Fußes obligatorisch dazu, um Deformitäten, Osteoarthropathien oder osteomyelitische Herde aufzudecken. Ferner erweist sich eine Pädographie als überaus hilfreich, um die individuelle Druckbelastung des Fußes aufzuzeigen. Im Falle eines infizierten diabetischen Fußes sollte man versuchen, die hauptverantwortlichen Keime des infizierten Bereiches zu identifizieren. Die Synopsis der erhobenen Befunde bildet dann das Fundament für eine umfassende Therapie.

Therapiemaßnahmen

An erster Stelle steht die Optimierung der diabetischen Stoffwechsellage. Je nach Angiographiebefund erfolgt entweder eine konservative Infusionsbehandlung mit Prostaglandinen, eine interventionelle Dilatation von Stenosen mit oder ohne Stentimplantation oder ein gefäßchirurgischer Eingriff. Sorgfältige Wundtoilette mit desinfizierenden Substanzen und anschließender Entfernung von nekrotischem Material und überschießenden Hornhautanteilen ist unverzichtbar. Bei stark sezernierenden Läsionen ist der Einsatz von hydroaktiven Verbänden indiziert. Bakteriell kontaminierte Läsionen mit objektiven Entzündungskriterien erfordern eine gezielte Antibiose gemäß dem ermittelten Keimspektrum. Im Falle der Stagnation des Heilungsprozesses trotz der Anwendung aller bislang erwähnten Maßnahmen ist es durchaus gerechtfertigt, den Versuch zu unternehmen, die diabetische Problemwunde durch hyperbare Sauerstoffbehandlung zu bessern. Ist eine Amputation letzten Endes unvermeidbar, sollte einer Grenzzonenamputation oder einer Minoramputation immer der Vorzug gegenüber einer „großen" Lösung gegeben werden. Unverzichtbare Voraussetzung vor jeder Amputation muß allerdings eine umfassende Gefäßdarstellung sein.

Sowohl zur Beschleunigung des aktuellen Heilungsprozesses wie auch zur Prävention späterer Läsionen erweist sich ein individuell angepaßter orthopädischer Therapieschuh als überaus hilfreich und sinnvoll.

KAPITEL 26

Lokale antiseptische Therapie des diabetischen Fußes

B. Roth, R. Bienz und C. Dora

Einleitung

Das Krankheitsbild des diabetischen Fußes ist schwerwiegend und für alle beteiligten, Patienten sowie Ärzte belastend. Die empfohlenen Therapiekonzepte sind mannigfaltig, die zur Thematik durchgeführten Kongresse zahlreich und die Zahl der neuen Publikationen nicht mehr überblickbar.

Sind die Behandlungsvorschläge chirurgischer, medikamentöser und lokal-topischer Art uneinheitlich, so ist das Ziel aller Therapien das gleiche: *Es soll die Amputation verhindert werden.*

Je früher beim Diabetiker Komplikationen am Fuß erkannt werden, desto besser ist die Prognose. Es ist entscheidend eine infektiöse Problematik am Fuß rasch zu erkennen und die Therapie sofort einzuleiten.

Lokale antiseptische Therapie des diabetischen Fußes

Ziel: Verhindern der Amputation
Entscheidend ist das *rasche* Erkennen und der *sofortige* Therapiebeginn

---

Eine Infektbildung oder Wundheilungsstörung am Fuß eines Diabetespatienten soll also rasch erkannt und richtig interpretiert werden. Es muß verhindert werden, daß Bagatellinfektionen, Druck- oder Verletzungsschäden in schwere Infekte übergehen und es zu konsequtiven Osteomyelitiden kommt. Das Grundprinzip der Therapie des diabetischen Fußes liegt also in der Verhinderung eines schweren Infektstadiums. Die Früherkennung, der Therapiebeginn zu einem Zeitpunkt, zu welchem mit kleinen Eingriffen Infektprobleme in einem Anfangsstadium zur Ruhe gebracht werden können, ist entscheidend für die Prognose des weiteren Verlaufes.

In unserer Klinik hat sich folgendes Behandlungskonzept etabliert: erkannte kleine Weichteilinfekte müssen sofort eröffnet und antiseptisch mit Lavasept®-Lösung abgedeckt werden. Hat sich bereits eine Fistel gebildet, so wird diese benützt, als ersten Schritt der notwendigen Therapie, eine antiseptische Dekontamination durchzuführen.

In unserer Arbeit zeigen wir die Analyse der Behandlungskonzepte von 25 Patienten, deren fistulierende Infekte am Fuß bei bekanntem Diabetes mellitus lokal antiseptisch mit Lavasept®-Lösung 0,1% behandelt wurden.

Therapiekonzept

Unser Behandlungsprinzip besteht aus vier Schritten: Findet sich bereits eine Fistel, so soll davon profitiert werden, diese durch Spülung mit Lavasept®-Lösung zu dekontaminieren. Als zweites muß obligat eine chirurgische Focussanierung durchgeführt werden. Als dritter Schritt wird ein ausgeräumter Infektfocus drainiert, offen gehalten und weiter antiseptisch gespült. Als vierter Schritt der Therapie ist die Ruhigstellung und die Entlastung zu definieren.

Lokale antiseptische Therapie des diabetischen Fußes
Therapiekonzept
1. Fistelspülung
2. Chirurgische Focussanierung
3. Drainage, Offenhalten
4. Ruhigstellung, Entlastung

Sinn der Fistelspülung ist neben der Dekontamination zur Vorbereitung der später durchzuführenden chirurgischen Focussanierung auch eine Grobreinigung und damit eine Verminderung der Keimzahl. Mit einer stumpfen Knopfkanüle soll ein- bis zweimal vor dem chirurgischen Eingriff mit Lavasept®-Lösung 0,1% der Fistelkanal gespült werden.

Lokale antiseptische Therapie des diabetischen Fußes

> **Lokale antiseptische Therapie des diabetischen Fußes**
>
> *Fistelspülung:*
> Spülung mit Lavasept®-Lösung 0,1% via stumpfe Knopfkanüle (20-40cc)
> *Zweck:*
> - Dekontamination
> - Grobreinigung
> - Verminderung der Keimzahl

Als wichtigster Schritt muß nach der vorbereitenden Dekontamination via Fistelkanal eine exakte chirurgische Focussanierung durchgeführt werden. Der Infekt wird über vorhandenen Fluktuationen oder dem Zentrum der abszedierenden Phlegmone breit eröffnet. Mit Lavasept®-Lösung 0,1% wird die Abszeßhöhle solange gespült werden, bis die zurückfließende Flüssigkeit sauber und frei von putriden Anteilen ist. Finden sich Abszeßhöhlen, so soll eine Gegeninzision zur Optimierung der später durchzuführenden Drainage angelegt werden.

> **Lokale antiseptische Therapie des diabetischen Fußes**
>
> *Chirurgische Focussanierung:*
> - Infekteröffnung
> - Offenhalten durch Drainage
> - Spülen mit Lavasept® Lösung
>
> *Bei Abszeßbildung:*
> Inzision, Gegeninzision, Drainage

Sanierte Abszeßhöhlen müssen obligat drainiert werden um neue Retentionen und damit das Aufflackern von Infekten zu verhindern. Im weiteren erleichtert eine Drainage das Abfließen von noch vorhandenen oder sich bildenden Wundsekreten. Durch den Drain kann die Wunde offengehalten werden und die für uns obligate antiseptische Spülung mit Lavasept®-Lösung ist während der ganzen Nachbehandlung möglich.

Lokale antiseptische Therapie des diabetischen Fußes
Drainage:
Sinn: • Verhindern neuer Retentionen *Wo Retention, da Infektion!* • Abfließen von Wundsekreten • Offenhalten der Wunde zur Spülung während der Nachbehandlung

Von großer Wichtigkeit ist neben der chirurgischen und antiseptischen Therapie die korrekte Nachbehandlung. Der erkrankte diabetische Fuß muß ruhiggestellt und entlastet werden. Wir immobilisieren alle Patienten durch absolute Bettruhe solange Schwellungszustände, phlegmonöse Infekte oder unruhige Weichteilsituationen vorhanden sind.

Lokale antiseptische Therapie des diabetischen Fußes
Ruhigstellung, Entlastung:
Prinzip: • Keine Belastung bis gesicherte Wundheilung • Absolute Bettruhe solange Schwellungszustände oder phlegmonöse Infekte

Nach dem erwähnten Therapiekonzept haben wir 25 Patienten (9 Frauen, 16 Männer), die zwischen den Jahren 1984 und 1994 wegen Abszeßbildungen und Phlegmonen am Fuß bei bekanntem Diabetes mellitus behandelt. Das Durchschnittsalter war 32 Jahre (22–73). Die Therapie des Diabetes mellitus zum Zeitpunkt der Behandlung der Pathologie am Fuß wurde bei 11 Patienten durch Insulin, bei 14 Patienten medikamentös durchgeführt.

Alle 25 Patienten konnten nach 3–12 Jahren nachkontrolliert werden. Bei einem Patienten mußte zu einem späteren Zeitpunkt eine Amputation durchgeführt werden. 5 Patienten zeigten während der Nachkontrollzeit erneute Infekte, die aber nach dem gleichen antiseptischen Therapiekonzept wiederum beruhigt werden konnten. 19 Patienten waren zum Zeitpunkt der Nachkontrolle infektfrei.

Lokale antiseptische Therapie des diabetischen Fußes

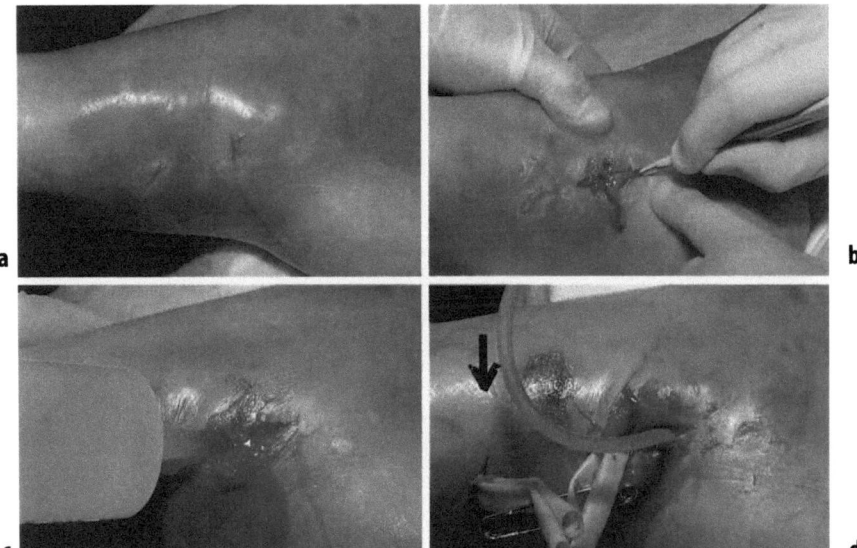

Abb. 26.1 a–h. 22jähriger, insulinpflichtiger Diabetiker mit schwerem phlegmonösem Infekt über dem medialen Vorfuß. Der Patient wurde während der ganzen Behandlungsphase nur antiseptisch und ohne systemische Antibiotika behandelt. **a** Ausgangssituation: Lokalstatus, schwerer phlegmonöser, fistulierender Infekt. **b** Chirurgisches Vorgehen: Inzision über dem fluktuierenden Abszeß. **c** Ausgiebiges Spülen des Abszesses mit Lavasept®-Lösung. **d** Anlegen einer Gegeninzision. Einbau einer Steckspüldrainage in die Abszeßhöhle, Penrose-Drain zum Offenhalten. Durch die Steckspüldrainage wird zweimal täglich 20 cc Lavasept®-Lösung instilliert

Lokale antiseptische Therapie des diabetischen Fußes
Nachkontrollresultate (3-12 Jahre):
• Während Nachkontrollzeit: 1 Amputation • Erneute Infekte während Nachkontrollzeit: 5 Patienten • Infektfrei: 19 Patienten

Gemäß dem in unserer Klinik gültigem Konzept, den lokalen Infekt rein lokal und den systemischen systemisch zu behandeln, wurden 18 Patienten des Kollektivs nur antiseptisch mit Lavasept®-Lösung behandelt. 7 Patienten, die bereits systemische Infektzeichen oder phlegmonöse Zustände die sich bereits über den Fuß bis zum Unterschenkel hin ausgebreitet hatten, wurden gleich-

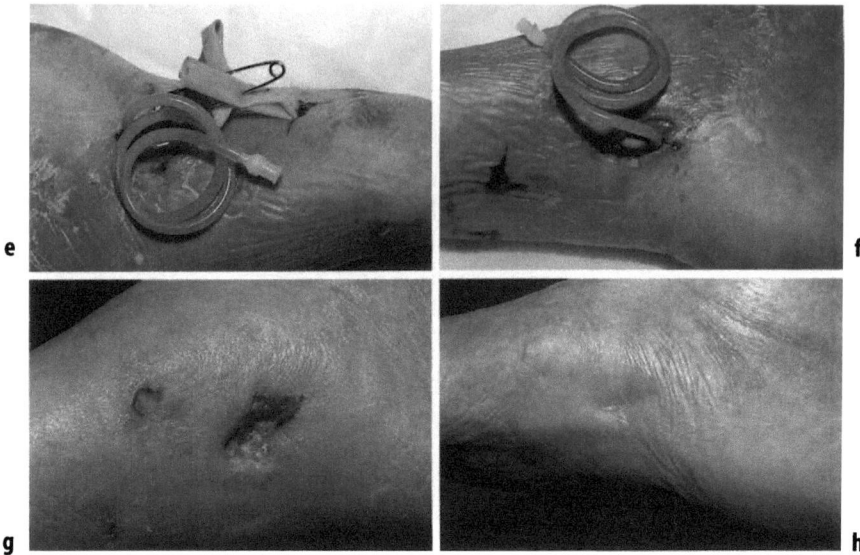

Abb. 26.1. e Situation nach 48 Stunden. Deutlicher Rückgang der Entzündungszeichen, Ziehen des Penrose-Drains. **f** Situation am dritten Tag. Die Steckspüldrainage kann entfernt werden. **g** Situation am siebten postoperativen Tag. **h** Nachkontrollbild nach 3 Monaten; der Patient ist geheilt. Auch heute, nach 12 Jahren, kein Infektrezidiv

zeitig neben der lokalen antiseptischen Behandlung systemisch antibiotisch therapiert.

Lokale antiseptische Therapie des diabetischen Fußes

- 18 Patienten nur *antiseptisch* behandelt
- 7 Patienten *antiseptisch* und systemisch *antibiotisch*

Zusammenfassung

Die Arbeit ist als Erfahrungsbericht und nicht als wissenschaftliche randomisierte Arbeit zu interpretieren. Die erfreulichen Nachkontrollresultate haben uns aber ermutigt, das vorgestellte Therapiekonzept in unserer Klinik als verbindlich zu erklären.

Lokale antiseptische Therapie des diabetischen Fußes

Das Ziel der Therapie eines Infektes am diabetischen Fuß ist klar definiert: Eine Amputation muß verhindert werden. Dies bedingt ein möglichst frühzeitiges Erkennen der sich anbahnenden Komplikation und eine rasche radikale Focussanierung. Wird ein Infekt am diabetischen Fuß zu spät erkannt und haben sich bereits osteomyelitische Komplikationen eingestellt, so wird die Langzeitprognose ungünstiger. Mit einer Therapie kleiner Schritte, unterstützt mit einer adjuvantiven Antiseptikatherapie können fatale Spätstadien, die dann zu einem Verlust des Fußes führen können, verhindert werden.

KAPITEL 27

Die arterielle Rekonstruktion bei Diabetes und pAVK – Möglichkeiten und Grenzen

E. S. Debus, H.-B. Reith, St. Jessberger, S. Franke und A. Thiede

Der therapeutische Nutzen peripherer arterieller Rekonstruktionen bei Diabetes mellitus wurde häufig in Frage gestellt. Die sogenannte diabetische Mikroangiopathie sei für das Fehlschlagen der chirurgischen Therapie hauptverantwortlich. Es konnte jedoch in morphologischen und funktionellen Untersuchungen mehrfach gezeigt werden, daß eine eigentliche diabetische Mikroangiopathie offensichtlich nicht existiert. Dementsprechend stehen in jüngerer Zeit Daten mit guten Langzeitoffenheitsraten peripherer Bypässe beim Diabetiker einem therapeutischen Pessimismus entgegen. Ziel der vorliegenden Arbeit war es, Langzeitoffenheitsraten und Beinerhaltungsraten von kruropedalen Bypässen bei Patienten mit und ohne Vorliegen eines Diabetes mellitus zu vergleichen. Es wurden retrospektiv in einem Zeitrum von 1990 bis 1994 192 femorodistale Bypässe ausgewertet. Der Vergleich der beiden Kollektive ergab einen signifikanten Vorteil der Diabetiker in bezug auf die Beinerhaltungsrate ($p<0,05$). Die Durchgängigkeitsrate unterschied sich in beiden Kollektiven ebenfalls signifikant ($p<0,1$) (Abb. 27.1).

Es wurden darüberhinaus verschiedene Bypassmaterialien und technische Möglichkeiten der kruromalleolären Rekonstruktion dargestellt und anhand der Literatur miteinander verglichen. Die Autoren kommen zu dem Schluß, daß Patienten mit Diabetes und peripherer arterieller Verschlußkrankheit von femorodistalen Bypässen langfristig profitieren. Die Verwendung der autologen Vene als Bypassmaterial ist wegen der besten Langzeitresultate zu bevorzugen. Die Verwendung eines Venenpatches an der distalen Anastomose (Linton-Patch) scheint bessere Ergebnisse zu bringen als die Direktnaht.

Die arterielle Rekonstruktion bei Diabetes und pAVK

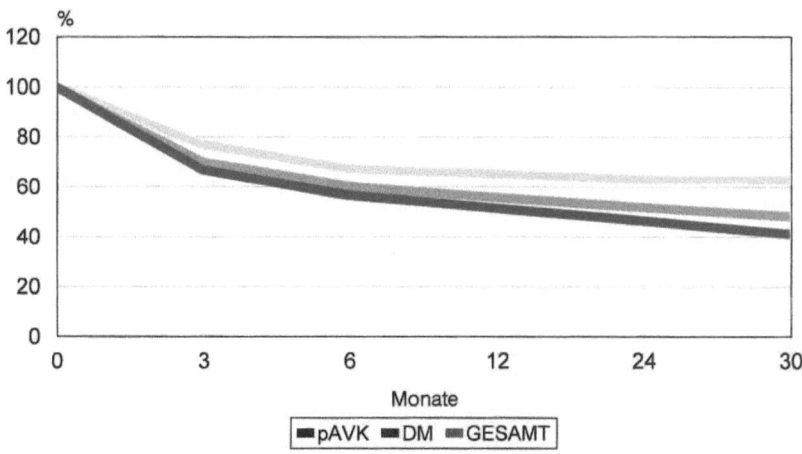

Abb. 27.1. Durchgängigkeitsrate

Bei Patienten mit Diabetes mellitus ist ein aggressives gefäßchirurgisch-rekonstruktives Therapiekonzept wegen guter Langzeitergebnisse angezeigt.

KAPITEL 28

Das Mal perforans des diabetischen Fußes – Behandlungsstrategie und -ergebnisse

M. Pröbstel, K. Klemm und M. Börner

Krankheitsbild

Auch wenn der diabetische Fuß bzw. das „diabetische Fußsyndrom" mittlerweile auf Kongressen und in Publikationen große Aufmerksamkeit erlangt hat, so führt dieses Krankheitsbild jedoch häufig im klinischen oder Praxisalltag noch ein Schattendasein. Häufig wird bei der Diabetikerbetreuung dem Fuß nur wenig Aufmerksamkeit geschenkt. Wenn eine Läsion in diesem Bereich auftritt, wird gerade das Mal perforans vom Hausarzt oder vom behandelnden Internisten zunächst halbherzig lokal behandelt. Während bei einer diabetischen Vorfuß- oder Zehengangrän das Primat der chirurgischen Therapie unbestritten ist, wird das Mal perforans häufig lange Zeit konservativ internistisch therapiert. Oft erstreckt sich die Behandlung lediglich auf lokale Applikation von Salben und Pudern, gelegentlich auch eine systemische Antibiotika-Therapie, die jedoch häufig ohne den gewünschten Effekt bleibt. Das Mal perforans oder neuropathisches Ulkus stellt jedoch immer eine Gelenkinfektion dar, die einer grundlegenden chirurgischen Therapie zugeführt werden muß. Die Ursachen dafür sind überwiegend plantare Druckläsionen auf dem Boden einer Neuropathie im Sinne eines diabetischen Fußes Typ B nach Arlt.

Patienten und Behandlungsstrategie

Behandelt wurden 31 Patienten mit 39 diabetischen Läsionen am Fuß. Es handelte sich dabei um 19 Männer und 12 Frauen mit einem Durchschnittsalter von 56,8 Jahren, der Diabetes bestand vor chirurgischer Erstbehandlung zwischen 0 und 15 Jahren durchschnittlich 3,8 Jahre. Es fand sich in 23 Fällen ein perforierendes Ulkus, davon 5 mal beidseits überwiegend am Großzehengrundgelenk, 9 mal um eine Vorfußgangrän und in 7 Fällen um eine isolierte Gangrän von ein oder zwei Zehen. Bakteriologisch wurde 33 mal Staph aureus, 4 mal Streptococcus faecalis, 6 mal E.coli, 2 mal Klebsiella und 5 mal Pseudomonas aeruginosa nachgewiesen.

Die Behandlungsstrategie bei den 23 Patienten mit perforierendem Ulkus bestand in einer Gelenkresektion mit lokaler Kürettage und Implantation einer Gentamycin-PMMA-Minikette (Septopal-Minikette). Zusätzlich erhielten die Patienten perioperativ für 3 Tage ein Antibiotikum nach Antibiogramm. In 17 Fällen kam es zu einer primären Wundheilung, bei den übrigen 6 erforderte eine Wundrandnekrose eine sekundäre Spalthautplastik. Bei allen 23 Patienten kam es im Beobachtungszeitraum zu keiner erneuten Ausbildung einer Gangrän oder eines Ulkus. Bei den 9 Patienten mit Vorfußgangrän erfolgte die Vorfußamputation im Gesunden mit lokaler Applikation einer Gentamycin-PMMA-Minikette und primärem Wundverschluß. Hier wurde das Antibiotikum für 7 Tage perioperativ nach Antibiogramm gegeben. Bei 5 Patienten ließ sich eine primäre Wundheilung erzielen, bei dreien war bei Wundrandnekrose eine Revision mit Spalthautdeckung erforderlich und der 9. Patient mußte bei weiterer Ausbreitung der Gangrän unterschenkelamputiert werden.

Das Vorgehen bei den 7 Patienten mit isolierter Zehengangrän bestand in der Zehenamputation mit Einlage einer Gentamycin-PMMA-Minikette oder Teilen davon. In 4 Fällen ließ sich eine primäre Wundheilung erzielen, 3 mal kam es zu einer sekundären Wundheilung. Es kam jedoch in der Folgezeit zu keiner weiteren Ausbildung einer Gangrän.

Während die diabetische Vorfußgangrän meist zügig einer chirurgischen Therapie zugeführt wird, ist dies beim Mal perforans regelmäßig nicht der Fall (Abb. 28.1). Aber auch diese diabetische Folgekomplikation sollte frühzeitig einer chirurgischen Sanierung zugeführt werden, da die konservativen Maßnahmen häufig keinen durchgreifenden Erfolg erzielen. Insbesondere die systemisch verabreichten Antibiotika erreichen aufgrund der häufig gleichzeitig bestehenden Mikroangiopathie keine ausreichende lokale Konzentration.

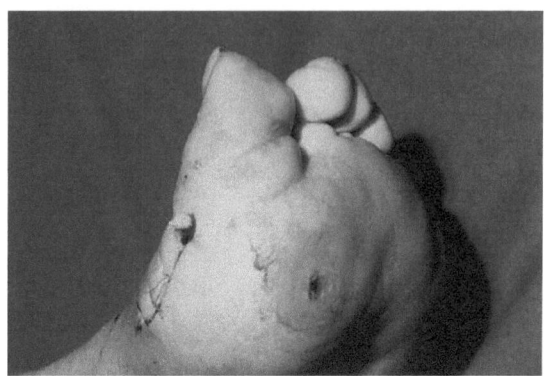

Abb. 28.1. Postop. Situs nach Revision eines Mal perforans

Wenn auch mit den hier geschilderten lokalen Maßnahmen die fortschreitende Angiopathie und die bestehende Neuropathie bei Diabetes mellitus nicht aufzuhalten ist, so gelingt es jedoch mit relativ sparsamen chirurgischen Maßnahmen, die Patienten für ein unterschiedlich langes Zeitintervall mit belastungsfähigem Fuß beschwerdefrei zu machen.

KAPITEL 29

Rückfußerhaltende Amputationen beim Diabetiker – Indikation oder Kontraindikation?

ST. SCHRINNER

Einleitung

Aufgrund archäologischer Befunde wissen wir, daß Amputationen bereits im Neolithikum durchgeführt wurden.

Entscheidende Fortschritte zur Entwicklung der Amputationstechnik lieferte der französische Militärchirurg Ambroise Pare (1510–1590).

Dank der Entwicklung aseptischer Techniken und der Anaesthesie gewann auch die Operationstechnik zunehmend an Bedeutung.

In der Literatur wurden Mitte des 19. Jahrhunderts erstmals rückfußerhaltende Operationsverfahren beschrieben, die sich in der Folgezeit als deutlicher Fortschritt in der Wahl der Amputationshöhe erweisen sollten.

Die rückfußerhaltenden Amputationsverfahren mit Erhalt der normalen Fersenhaut, der Bildung eines funktionsfähigen – d.h. belastungs- und bewegungsfähigen – Stumpfes ermöglichen einen endbelastbaren, schmerzlosen Amputationsstumpf bei voller bzw. fast voller Beinlänge.

Diesbezüglich sind neben Francois Chopart besonders zu erwähnen: Jacques Lisfranc, Nikolai Pirogoff und James Syme.

Aufnahmediagnose und Operationsverfahren

Diese Operationsverfahren sind deshalb so wertvoll, da sie amputierte Patienten meistens vor einer Prothese, dem Rollstuhldasein und damit vor dem möglichen Verlust der häuslichen Umgebung und der Unterbringung in einem Altersheim bewahren.

Deshalb legen wir in unserer Klinik besonders großen Wert auf rückfußerhaltende Amputationen – sofern es der Lokalbefund erlaubt.

In unserer Klinik wurden in der Zeit vom 1. 5. 1986 bis zum 31. 3. 1995 insgesamt 881 Amputationen an der oberen und unteren Extremität durchgeführt, davon 162 rückfußerhaltende Amputationen, hiervon 119 Diabetiker (47 Frauen, 72 Männer – Durchschnittsalter 63 Jahre).

Der Diabetes mellitus war bei 23 Patienten (19,3%) diätetisch beherrschbar, 32 Patienten (26,9%) waren tabletten- und 64 Patienten (53,8%) insulinpflichtig. Als zusätzlicher Risikofaktor war das Rauchen bei 37 Patienten (31%) anzusehen.

Die Aufnahmediagnose lautete in den häufigsten Fällen feuchte bzw. trockene Gangrän,

- Feuchte Gangrän 77 (64,7%)
- Trockene Gangrän 22 (18,5%)
- Mal perforans 9 (7,6%)
- Ulkus 5 (4,2%)
- Abszeß 2 (1,7%)
- Osteitis 2 (1,7%)
- Fistel 1 (0,8%)
- Quetschung 1 (0,8%)

wobei am häufigsten die Großzehe allein erkrankt war, gefolgt von mehreren Zehen gleichzeitig, mit z. T. begleitender Mittelfußphlegmone.

- Die Großzehe allein in 44 Fällen
- Die 2. Zehe allein in 9 Fällen
- Die 3. Zehe allein in 5 Fällen
- Die 4. Zehe allein in 12 Fällen
- Die 5. Zehe allein in 14 Fällen und mehrere Zehen gleichzeitig in 24 Fällen
- Alle Zehen gleichzeitig in 9 Fällen, der Mittelfuß in 2 Fällen betroffen war

In nur 17 Fällen (14,3%) waren die Fußpulse und bei 67 Patienten (56,3%) die Pulse der A. poplitea palpatorisch nachweisbar.

Folgende Operationen wurden durchgeführt:
(G = *geschlossene*, O = *offene Amputation*)

- Zehenexartikulation 22 (G 12, O 10)
- Zehenamputation mit Gelenkresektion 31 (G 26, O 5)
- Zehenamputation mit Gelenk- und Metatarsaleteilresektion 16 (G 11, O 5)
- Exartikulation von 2 oder mehreren Zehen 7 (G 2, O 5)
- Amputation mit Gelenkresektion von 2 oder mehreren Zehen 2 (G 1, O 1)
- Amputation mit Gelenk- und Metatarsaleteilresektion von 2 oder mehreren Zehen 17 (G 4, O 13
- Sharp-Jäger-Vorfußamputation 2 (G 2, O 0)
- Lisfranc-Vorfußamputation 7 (G 6, O 1)
- Chopart-Vorfußamputation 14 (G 12, O 2)
- Amputation nach Syme 1 (G 1, O 0)

In 59 Fällen wurde präoperativ ein Abstrich durchgeführt, wobei sich am häufigsten Staphylococcus aureus und Enterokokken nachweisen ließen.

- 37 Staphylococcus aureus
- 18 Enterokokken
- 8 Escherichia coli
- 7 Streptokokken
- 4 Proteus mirabilis
- 2 Klebsiella pneumoniae
- 2 Staphylococcus epidermidis
- 1 Citrobacter
- 1 Enterobacter
- 1 MRSA
- 1 Pseudomonas vulgaris
- 1 Sarzinien

In 4 Fällen gelang kein Keimnachweis.
Eine systemische perioperative Antibiose erfolgte in 55 Fällen (46,2%), eine lokale Antibiose bei 37 Patienten (31,1%).

- 31 (Cefuroxim) Zinacef
- 8 (Ciprofloxacin) Ciprobay
- 3 (Flucloxacillin) Stapyhlex

- 2 (Amoxicillin) Augmentan
- 2 (Cefoxitin) Mefoxitin
- 2 (Clindamycin) Sobelin
- 3 (Amoxicillin) Clamoxyl
- 1 (Fosfomycin) Fosfocin
- 1 (Teicoplanin) Targocid
- 1 (Ofloxacin) Tarivid
- 1 (Imipenem) Zienam
- 23 Neomycinsulfat
- 7 Gentamicinhaltige PMMA-Mini-ketten
- 7 Gentamicinhaltiges Kollagenvlies)

Maßnahmen nach der Amputation

Nach der ersten Amputation kam es in 49 Fällen (41,2%) zur Primärheilung ohne nachfolgende Komplikationen.

Bei 70 Patienten (58,8%) traten Komplikationen mit Sekundärheilung (38 (31,9%)), Nekrosenbildung (36 (30,3%)) und Phlegmone (39 (32,8%)) auf.

Aufgrund dieser Komplikationen waren in 59 Fällen (49,6%) eine, und in weiteren 5 Fällen (4,2%) eine zweite Nachamputation erforderlich.

- Innerhalb von 2–593 Tagen, durchschnittlich nach 57,2 Tagen
- Nach 10–348 Tagen, durchschnittlich nach 116,2 Tagen

Bei diesen 64 (53,7%) Nachamputationen konnte auch bei der Nachamputation in 19 (29,6%) Fällen der Rückfuß erhalten werden, in 45 (70,3%) Fällen war leider eine Ablatio femoris (14; 29,6%) bzw. cruris (32; 50,0%) unumgänglich.

Somit konnte bei den 119 rückfußerhaltenden Amputationen schließlich bei 74 Patienten (62,2%) der Rückfuß erhalten und somit das angestrebte Ziel des Rückfußerhaltes erreicht werden.

Von den 119 Patienten konnten

- 13 Patienten (10,9%) verstorben
- 11 Patienten (9,2%) unbekannt verzogen
- 9 (7,5%) nicht erschienen
- 13 Patienten (10,9%) Krankenblattunterlagen unvollständig

insgesamt 28 Patienten (23,3%) in einem Zeitraum von 2-91 Monaten, durchschnittlich nach 42,2 Monaten nachuntersucht werden.

Belastbarkeit und Beweglichkeit nach der Operation

Alle 28 Patienten konnten ihren Amputationsstumpf voll belasten, 21 Patienten (75%) waren schmerzfrei, 5 Patienten (17,8%) klagten über Belastungs- und 2 Patienten (7,2%) über Ruheschmerzen.

Ein normales Gangbild boten 15 Patienten (53,6%), 13 Patienten zeigten ein Schonhinken (46,4%).

Die Beweglichkeit im oberen Sprunggelenk war bei 17 Patienten (60,7%) normal, bei 6 Patienten (21,5%) unter 10 Grad, bei 5 Patienten (17,8%) über 10 Grad eingeschränkt.

Die Beweglichkeit im unteren Sprunggelenk war bei 14 Patienten (50,0%) normal, bei 10 Patienten (35,7%) unter 10 Grad und bei 4 Patienten (14,3%) über 10 Grad gegenüber der nicht operierten Seite eingeschränkt.

Normales Schuhwerk trugen 20 Patienten (71,4%). Orthopädische Schuhe benötigten 4 Patienten (14,3%). Spezielles Schuhwerk im Rahmen der Vorfußpro-thesenversorgung wurde bei weiteren 4 Patienten (14,3%) angefertigt. Eine Vorfußprothese trugen 11 Patienten (39,3%), eine Rahmenprothese 2 Patienten (7,1%).

Eine Gehhilfe zum Laufen war in 8 Fällen (28,6%) erforderlich.

Vorteile der rückfußerhaltenden Amputationschirurgie

Vielleicht wäre die Erfolgsquote noch höher, wenn so mancher Chirurg mit einer positiveren Einstellung an die Amputationschirurgie herangehen und sich stets vor Augen halten würde, daß die Amputation nicht das Ende, sondern der Beginn der Behandlung ist! Vielmehr ist eine schlechte Amputationstechnik das Ende für den Erhalt der Extremität und das mögliche Ende für den Patienten in seiner häuslichen Umgebung.

Sind doch die Vorteile der rückfußerhaltenden Amputationschirurgie für den Patienten eindeutig:

1. Volle Belastbarkeit des endbelastbaren Amputationsstumpfes bei erhaltener Fersenhaut
2. Voller bzw. fast voller Beinlängenerhalt
3. Laufen ohne fremde Hilfe
4. Keine oder nur geringe Beeinträchtigung der normalen Gehfähigkeit ohne erhöhten Energieaufwand beim Laufen.

Zusammenfassung

Zusammenfassend bin ich der Meinung, daß trotz der hohen Nachamputationsrate die primär rückfußerhaltende Amputation gerade beim Diabetiker mit weiteren möglichen Folgeschäden wie diabetische Polyneuropathie, diabetische Nephropathie oder diabetische Retinopathie nicht nur anzustreben, sondern eben aus diesen Gründen sogar indiziert ist. Immerhin konnte in unserem Krankengut mit dieser Vorgehensart letztendlich in 62,2% aller operierten Fälle der Rückfuß erhalten werden.

TEIL X

Plastische Chirurgie

KAPITEL 30

Dekubitusverschluß und Verschluß chronischer Wunden an der unteren Extremität durch Lappenplastiken

M. MENTZEL, T. EBINGER, H. HOSS und L. KINZL

Therapiekonzept

Die Dekubitusbehandlung und die Behandlung chronischer Wunden an der unteren Extremität erfordern ein klares Therapiekonzept.

Defektverschluß durch Lappenplastik

Nach Konditionierung des Gewebes kann der Defektverschluß durch eine Lappenplastik erfolgen, wobei einerseits ein ersatzstarkes Weichteillager geschaffen wird und andererseits immunkompetente Zellen vermittelt werden.

Zwischen 1990 und 1997 wurden bei 69 Patienten mit tiefen Hautweichteildefekten an den unteren Extremitäten 78 Lappenplastiken durchgeführt.

Entsprechend dem vorwiegend traumatologischen Patientenkollektiv standen die traumatisch bedingten Defekte (n = 50) an erster Stelle, gefolgt von Dekubitus (n = 15) und der chronischen Osteitis (n = 11). Zweimal waren Tumorresektionen die Ursache für einen tiefen Hautweichteildefekt.

Bei der Betrachtung der unteren Extremitäten von kranial nach kaudal fallen typische Defektlokalisationen auf. Kranial sind es das Os sacrum (n = 6), das Tuber ischiadicum (n = 7) und der Trochanter major (n = 4). Defekte in diesen Regionen entstehen in der Regel durch Druckulzera. Weiter kaudal sind die Patella (n = 8) und die Tibia, die Hauptlokalisation für Defektwunden (n = 39), zu nennen. Weitere neuralgische Regionen sind die Achillessehnen (n=2), die Malleolen (n=5) und der Fuß (n=7). Defektwunden am Unterschenkel sind in erster Linie traumatischer Genese.

Je nach Defektgröße und Lokalisation stehen gestielte und freie mikrovaskuläre Lappen zur Verfügung.

Angewandte Lappenplastiken

Folgende gestielte Lappenplastiken wurden angewendet (Abb. 30.1):

M. glutaeus maximus (n=6), M. biceps femoris (n=3), M. semimembranosus (n=4), M. tensor fasciae latae (n=3), M. gastrocnemius (n=7), M. soleus (n=5) und M. dorsalis pedis (n=2). Freie mikrovaskuläre Lappen waren der Radialislappen (n=26) und der M. latissimus dorsi-Lappen (n=22).

Bezogen auf die traumatischen Defektverletzungen lag das durchschnittliche Zeitintervall zwischen dem Unfall und der Gewebeübertragung bei 17 Tagen.

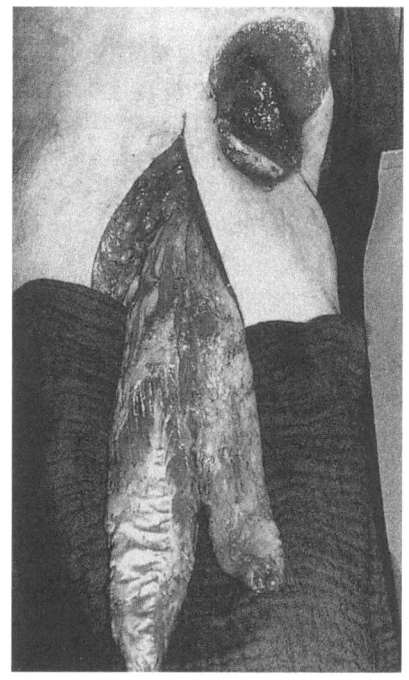

Abb. 30.1. 46jähriger Patient mit Decubitus über dem Tuber ischiadicum links bei Encephalomyelitis disseminata. Zur Defektdeckung werden das Caput longum des M. biceps femoris und der M. semimembranosus proximal gestielt präpariert und anschließend in den Defekt eingeschlagen. Die Muskeln werden dann mit Spalthaut gedeckt. Der Hebedefekt wird primär verschlossen

Die Komplikation der gestielten Lappen bestanden in Teilnekrosen (n=2) und einmal aufgrund einer Fehleinschätzung der Lappengröße in einem verbliebenen Restdefekt, der dann durch einen freien Lappen gedeckt werden mußte.

Neunmal traten Kompliktionen nach freien Lappen auf. Während Blutungen aus Seitenästen der Anschlußgefäße (n=2) durch Umstechungen folgenlos blieben, führten venöse (n=4) und arterielle (n=2) Thrombosen sowie arterielle Embolien (n=2) viermal zu einem Lappenverlust.

KAPITEL 31

Plastisch-chirurgische Deckungsverfahren bei chronischen Wunden

G. MAIWALD und R. HATZ

Über 3 Millionen Menschen leiden in der Bundesrepublik an chronischen Wunden. Dies stellt gleichermaßen eine enorme Belastung für die Patienten als auch eine Herausforderung für die ärztliche Therapie dar. Trotz verbesserter Ursachendiagnostik und der Verfügbarkeit moderner phasenübergreifender Wundheilungsauflagen sind gerade die großen Defekte konservativ nicht oder nur mit sehr großem Zeit- und Pflegeaufwand zur Ausheilung zu bringen. In diesen Fällen bieten plastisch-chirurgische Deckungsverfahren die Chance, das oft jahrelange Leiden des Patienten zu beenden. Voraussetzung ist eine gute Konditionierung des Wundgrundes. Am Körperstamm lassen sich durch den gestielten TRAM-flap selbst größte Hautdefekte im Brustbereich verschließen. Verbreitete Anwendung findet auch der freie oder gestielte Latissimus-dorsi-Lappen als Nah- und Fernlappenplastik. Dekubitalulzera lassen sich häufig mit doppelten Rotationslappen aus dem Rückenbereich decken. Hauttransplantationen und eine Vielzahl von lokalen Haut-Muskelverschiebeplastiken ergänzen das Spektrum operativer Möglichkeiten, chronische Wunden zu heilen. Um das für die betroffenen Patienten optimale Behandlungskonzept umzusetzen, bedarf es einer intensiven Vernetzung der niedergelassenen Ärzte und ambulanten Pflegedienstmitarbeiter mit den plastisch-chirurgischen Abteilungen der großen Kliniken.

KAPITEL 32

OP-Methoden bei Dekubitalwunden und die postoperative Behandlung

G. ZÖCH

Einleitung

Der chirurgische Eingriff stellt nur einen Teil des gesamten Therapiekonzeptes bei der Behandlung von Dekubitalgeschwüren dar. Erst eine differenzierte Diagnostik und das Erkennen spezifischer Risikofaktoren jedes einzelnen Patienten ermöglicht es, eine sichere und individuell angepaßte Therapie zu finden. Bereits bei der Planung der ersten Operation muß an die Möglichkeit späterer Druckulzera jeder Lokalisation und Größe gedacht werden. Der verwendete Lappen soll keine Strukturen verletzen, die bei einer späteren plastischen Deckung notwendig sein könnten. Durch die angewendeten Operationsverfahren dürfen weder eine Schwächung der Restmotorik noch eine radikale Resektionen am Knochen zu einer Beeinträchtigung der Rehabilitationsmöglichkeiten führen.

Chirurgisches Debridement

Wenn in der Folge plastisch-chirurgische Deckungen notwendig werden sollten, ist es sinnvoll, diese Operationen in die Hand des Chirurgen zu legen, der die Rekonstruktion vornehmen wird. Er kann beim Debridieren so vorgehen, daß eventuelle Erweiterungsschnitte spätere Lappenplastiken nicht verhindern. Im Bett wird in kleinen Schritten in Abständen von 2-3 Tagen debridiert. Beim asensiblen Patienten wird das nekrotische Gewebe bis zu den ersten Blutpunkten entfernt, wobei besonders über dem Sakrum vorsichtig vorgegangen werden muß, da dort perforierende Gefäße aus dem Knochen stark bluten können. Bei nicht gelähmten Patienten wird bis an die Schmerzgrenze debridiert. Die angefrischten Wunden müssen vor allem bei älteren Patienten mehrmals auf Nachblutungen kontrolliert werden, da ein Blutverlust ins Bett nur schwer zu bemerken ist.

Bei ausgedehnten Nekrosen, vor allem in der Nähe des Hüftgelenks, und bei Sepsis sollte das Debridement im Operationssaal durchgeführt werden. Wegen der immer vorhandenen Bakteriämie müssen die Patienten antibiotisch abgeschirmt werden.

Dehnt sich die Nekrose bis ins Periost oder den Knochen aus, empfiehlt sich eine frühzeitige Abtragung. Besonders über den Trochanteren und über den Tubera gelegenen Ulzera können die Entfernung dieser Knochenvorsprünge notwendig machen. Bei starker Beugung drückt sich der mit Granulationen bedeckte Trochanter durch den Hautring und verhindert so das spontane Ausheilen der Ulkustaschen. Zusätzlich besteht die Gefahr der Weiterleitung ins Hüftgelenk.

TEIL XI

Pathophysiologie der Wunde

KAPITEL 33
In-vitro-Wundheilungsmodelle

W. Baschong

Reparaturprozesse auf der zellulären und subzellulären Ebene, Interaktion zwischen spezifischen Zellen, Veränderungen der Funktionen einzelner Zellen im Raum und über die Zeit, Veränderungen der Zellarchitektur, Einflüsse genetischer Veränderungen einzelner Zellbausteine auf die Funktion der Zelle, etc. und die Beeinflussung von Zellfunktionen durch Steuerfaktoren wie Wachstumsfaktoren, Interleukine, etc. lassen sich am einfachsten in entsprechenden Zellkulturen in vitro untersuchen. Wie die meisten Zellen üben auch Fibroblasten, die für die Neusynthese des fehlenden Bindegewebes wichtigsten Zellen, während der Wundheilung verschiedene Funktionen aus. Angelockt auch während der Blutgerinnung und durch Entzündungszellen freigesetzte Faktoren wandern sie an den Wundrand, multiplizieren sich, bevölkern das Fibringerüst der Wundkruste, synthetisieren die Kollagene und andere Gerüstproteine des Granulationsgewebes, verändern sich in muskelzellenähnliche Myofibroblasten und kontrahieren die Wunde, d.h. sie bringen die Wundränder näher zusammen, und bauen letztendlich das neue Bindegewebe zum permanenten Narbengewebe um.

In Kulturschalen gehalten, haften solche Zellen auf dem Kulturschalenboden. Sie teilen sich in der Regel in wenigen Tagen und bilden mit der Zeit eine einzellige Schicht, die den Kulturschalenboden vollständig bedeckt, sie bilden einen konfluenten Zellrasen. Wird dieser verletzt, wird z.B. mit einer Rasierklinge die Hälfte davon entfernt, so entsteht eine zweidimensionale Wunde. Die Zellen am Wundrand wandern in den zellfreien Raum. Durch Bestimmung der Zellzahlzunahme und nach Verletzung des Zellrasens durch Anfärben und Auszählen im zellfreien Raum lassen sich der

Einfluß auf die Zellteilung und auf die Zellmigration z. B. von zugesetzten Wachstumsfaktoren messen (Schreier, Degen und Baschong, J. Exp. Med. 1993; Baschong, Hörner und Marx 1994). Über den Proteingehalt oder die Menge Hydroxiprolin einer kollagen-spezifischen Aminosäure läßt sich auch die Syntheseaktivität der Fibroblasten ermitteln (Schreier, Kuhn und Baschong, FECTS 1992).

In der reellen Wunde bilden diese neusynthetisierten Kollagene des extrazelluläre Gerüst des neuen Bindegewebes. Dieser Situation kann im Modell Rechnung getragen werden, wenn die Zellen in eine gelierende Kollagenlösung (Gelatine) eingegossen werden. In Kollagengelen verhalten sich die Fibroblasten tatsächlich ähnlich wie in der dreidimensionalen Wirklichkeit, wo sie als Myofibroblasten das neugebildete Granulationsgewebe kontrahieren. Die Zellen vermehren sich und reorganisieren und verkleinern dabei das Volumen dieser freischwimmenden Kollagengele. Das Ausmaß der Reduktion wird denn auch als ein Maß für die Wundkontraktion und Bindegewebsreorganisation verwendet (Bell, Ivarsson and Merrill, PNAS 1979).

Unter speziellen Bedingungen lassen sich menschliche KD-Fibroblasten während mindestens acht Tagen so kultivieren, daß sie sich in Zahl und Form wenig verändern, vergleichbar mit ihrem Zustand in normaler Haut, also vor einer Verletzung. Wird in diese künstliche Haut eine Wunde gestanzt, so kugeln sich die bislang ausgestreckten Zellen am Wundrand sofort (<5min) nach der Verletzung zusammen, dies bei gleichbleibender Zelldichte. Einen Tag später mißt man am Wundrand eine signifikant höhere Zellzahl, die während der nächsten fünf Tage weiterhin kontinuierlich zunimmt (Baschong, Sütterlin und Aebi, EJCB 1997). In vivo verhalten sich Hautfibroblasten vergleichbar (Bouissou, Pieraggi, Julian, Uhart and Kokolo 1988).

KAPITEL 34

Veränderungen des Zellskeletts während der Wundheilung *in vitro*

W. BASCHONG

Bei dynamischen Veränderungen der Zellstruktur, wie sie nach einer Verletzung und während der Wundheilung auftreten, fällt dem Zellinnenskelett eine wesentliche Rolle zu. Dieses besteht generell aus drei, aus verschiedenen polymerisierten Proteinen aufgebauten Filamenttypen, d.h. aus den Mikrofilamenten (MF, aus Aktin, Durchm.=8 nm), aus den röhrenförmige Mikrotubuli (MT, aus Tubulin, Durchm.=25 nm) und aus den Intermediärfilamenten (IF, zell- und funktionsspezifisch verschiedene Proteinen, Durchm.=8-10 nm). Es stabilisiert die Zelle gegen mechanischen Streß und dient den Zellorganellen als Gerüst. Gesteuert durch verschiedene zellskelettassoziierte Proteine polymerisieren und depolymerisieren die MF, MT oder IF und können so den Zellkörper in eine gerichtete Bewegung versetzen. Umgekehrt beobachtet man z.B. während der Wundkontraktion Fibroblasten mit extrem stark ausgebildeten Mikrofilamenten, sogenannte Myofibroblasten. Im Normalfall, nicht aber bei pathalogisch verlaufender Kontraktion verschwinden diese mit der fortschreitenden Umwandlung des Granulationsgewebes zum Narbengewebe.

Wir simulierten hier die Situation von Fibroblasten in normaler Haut in dem wir menschliche Hautfibroblasten in Kollagen I Gelen unter nicht kontrahierenden Bedingungen kultivierten. Diese „attached, low-contracting collagen gels (ALDE)" verletzten wir durch Entnahme einer 1 mm Durchm. Stanzbiopsie. Wir verfolgten die dynamischen Veränderungen der Zellen und ihres Zellskeletts am Wundrand und in intakten Kontrollen über 8 Tage mittels Konfokaler-Laser-Raster-Mikroskopie (KLRM) bis in eine Gewebetiefe von 150 µm. Wir verendeten fluoreszenzmarkiertes Phalloidin (markiert das MF-Aktin) und fluoreszierendes anti-β-Tubulin

(MT) als Zellskelettmarker. Die Kollagengele wurden mittels KLRM optisch geschnitten (Abstand der einzelnen Bildebenen 0,25 μm) und das Zellskelett mit computergestützter Bildverarbeitung räumlich dargestellt.

Unmittelbar nach der Verletzung kugelten sich am Wundrand die meisten der bisher spindelförmigen Zellen zusammen. Diese Zellen zeigten keine MF mehr, hingegen immer noch MT. 24h später hatten sich die Fibroblasten am Wundrand gestreckt und parallel zum Wundrand ausgebreitet. Diese Zellen zeigten wieder ein bis in die Zellfortsätze reichendes MT-Gerüst, die MF waren aber erst schwach erkennbar. Während der nächsten Tage bildeten die Zellen am Wundrand eine mehrzellige Schicht. Diese Zellen zeigten neben dem MT-Gerüst auch zunehmend ausgeprägtere MF.

Das Aktingerüst der unmittelbar am Verletzungsort gelegenen Zellen reagierte auf den verletzungsbedingten mechanischen Streß sofort mit Depolymerisation. Es baute sich nur langsam wieder auf. Das MT-Gerüst veränderte sich mit der Zelle. (Baschong, Sütterlin und Aebi, EJCB 1997).

KAPITEL 35

Die lokale Therapie chronisch-arterieller Ulcera cruris mit thrombozytären Wachstumsfaktoren

St. Jessberger, E. S. Debus, C. Schmitt, H. B. Reith und A. Thiede

Behandlungskonzepte

Die lokale Wundbehandlung chronischer arterieller Ulcera cruris ist trotz der Ausreizung von chirurgischen und konservativen Maßnahmen äußerst schwierig. Neuere Behandlungskonzepte berücksichtigen thrombozytäre Wachstumsfaktoren als Therapieansatz.

In unserer Untersuchung wurden zwischen 6/94–12/96 12 Patienten mit chron. arteriellen Ulcera cruris an der Chir. Uni-Klinik Würzburg aufgenommen. Chirurgische und konsevative Maßnahmen waren bei diesen Patienten ausgereizt. Im Beobachtungszeitraum wurden täglich autologe thrombozytäre Wachstumsfaktoren auf den Ulkusgrund aufgebracht und wöchentliche Befund- und Befindlichkeitsbeurteilungen anhand eines Dokumentationsbogens erhoben.

Patienten

4 von 12 Patienten erreichten einen vollständigen Wundverschluß; 5 Patienten erzielten eine deutliche Verkleinerung des Befundes; 2 Patienten zeigten keinen Effekt auf die Therapie und eine Patientin verstarb einige Wochen nach Beginn der Therapie an Herz-Kreislauf-Versagen. Die Ansprechrate der Therapie betrug in unserer Untersuchung 75%.

Schlüsselwörter: Arterielles Ulcus cruris; thrombozytäre Wachstumsfaktoren; Lokaltherapie.

Unterschenkelgeschwüre als Volkskrankheit

Etwa 5% der deutschen Bevölkerung leiden an chronischen Wunden unterschiedlicher Genese; dies entspricht etwa 3–4 Millionen Patienten. Die Liste der chronischen Wunden wird angeführt von Unterschenkelgeschwüren arteriovenöser und diabetischer Genese gefolgt von Dekubitalulzera.

2,2% der Bevölkerung leiden an derartigen chronischen Ulcera cruris. Von diesen wiederum sind 11% arterieller Genese. Die Entität chronischer Unterschenkelgeschwüre stellt somit im wahrsten Sinne des Wortes eine Volkskrankheit dar.

Therapieverlauf

Konservative wie operative Anstrengungen konnten auf Dauer nur selten befriedigende Therapieergebnisse erzielen.

Die daraus resultierenden meist jahrelangen Verläufe (z. T. Jahrzehnte) mit einer entsprechend kostenintensiven stationären und ambulanten Behandlung stellen ein wichtiges sozialmedizinisches Problem dar.

Ziel unserer prospektiven Pilotstudie war es, an Patienten mit austherapierten arteriellen Ulcera cruris die Wirkung von autolog gewonnenen thrombozytären Zytokinen unter lokaler Therapie zu untersuchen.

Grundlagen der Wundheilung

Die Wundheilung mit dem Endziel der Wiederherstellung der Integrität der Haut setzt ein koordiniertes Zusammenspiel aller an der Wundheilung beteiligten Zellarten voraus. Dazu gehören insbesondere Endothelzellen, Fibroblasten und Keratinozyten. Weiterhin wird im Heilungsprozeß eine physiologische Entzündungsreaktion mit sukzessiver Einwanderung von Neutrophilen, Makrophagen und Lymphozyten durchlaufen.

Die physiologische Wundheilung vollzieht sich grundsätzlich in 3 Phasen:

- *Exsudative Phase:*
  - umfaßt die ersten Stunden nach dem Trauma
  - Abdichtung der Wunde durch Fibrin (Vermeidung von Elyt, Blut, Wärmeverlusten)
  - Vasokonstriktion
  - chemotaktische Granulozyten und Makrophageneinwanderung (chemotaktische Substanzen: Eicosatetraensäure aus Thrombozyten, Kallikrein aus Blutplasma)
- *Proliferationsphase:*
  - Bildung von Kollagen; Dabei bewirkt Fibrinocetin:
  - Die Anheftung von Fibroblasten an Kollagen
  - Einleitung der Kollagenbiosynthese
- *Reparationsphase:*
  - Umwandlung von Granulationsgewebe in Narbe durch Wasserentzug; Belastbarkeit der Narbe nach 7 Tagen; Maximum der Reißfestigkeit nach 12 Monaten

Wundheilungsstörung: Störung des physiologischen Ablaufes der Wundheilung durch systemische Faktoren:

- Stoffwechselstörungen (z. B. Vitaminmangel, Anämie, Diabetes)
- Durchblutungsstörungen (arteriell; venös)
- Medikamente (z. B. Kortikoide, Antikoagulantien)
- Alter (abnehmende Zellteilungsrate)

und lokale Faktoren:

- Infektion
- Fremdkörper

Zur Bedeutung der thrombozytären Wachstumsfaktoren
(Tabelle 35.1)

Nach einer Wundsetzung reagiert der Körper durch Thrombozytenaggregation und Aktivierung der Gerinnungskaskade.

Über die Freisetzung von Thrombin setzen Thrombozyten aus den Alpha-Granula Wachstumsfaktoren frei. Entscheidend hierfür ist die Gefäßdilatation und die Erhöhung der Kapillarpermeabilität.

Tabelle 35.1. Wachstumsfaktoren

(V)Faktor	Aktivität	Effektorzellen
PDGF: Platelet derived Growth Factor	mitogen chemotaktisch	Fibroblasten glatte Muskelzellen
TGF-β: Transforming Growth Factor β	mitogen chemotaktisch (+/−) Matrixsynthese	Fibroblasten Monozyten Epithelzellen
FGF: Fibroblast Growth Factor	chemotaktisch mitogen	Fibroblasten glatte Muskelzellen Enodthelzellen Keratinozyten Osteoblasten
PF-4: Platelet Factor 4	chemotaktisch	Monozyten Granulozyten
EGF: Epidermal Growth Factor	mitogen chemotaktisch Matrixsynthese	Fibroblasten Endothelzellen Keratinozyten

Diese Wachstumsfaktoren regulieren das Wachstum, die Regeneration und die Determination von Zellen sowie die Synthese von extrazellulärer Matrix, d.h. sie regen die Migration, die Proliferation und die Syntheseleistung von Fibroblasten, Endothelzellen und Keratinozyten an. Es handelt sich bei den Wachstumsfaktoren um Polypeptide mit einem Molekulargewicht zwischen 2000 und 30 000 Dalton.

Hinsichtlich der Aktivität der Wachstumsfaktoren unterscheiden wir 3 Gruppen:

- Stimulation von Zellen zur Proliferation: Stimulation von Zellen zur DNA-Replikation von Epithelzellen.
- Stimulation von Zellen zur Migration: Einwanderung von neutrophilen Granulozyten, Monozyten und Makrophagen ins Gewebe (Chemotaxis).
- Transformation von Zellen: Veränderung von Eigenschaften einer Zelle; z.B. Stimulation von Fibroblasten zur Kollagensynthese.

Klinische Studien chronisch nicht heilender Wunden

Vorraussetzung ist:

- Eine exakte Dokumentation (Planimetrie)
- Regelmäßige Kontrolle
- Genaue Erfassung der wichtigsten morphologischen Kriterien
- Photodokumentation

Diagnosesicherung

Bei Patienten mit arteriellen Ulcuera cruris, welche die Zielgruppe unserer Untersuchung waren, also dem Stadium IV der pAVK nach Fontaine erfolgt die Diagnosesicherung zunächst mit relativ einfachen Mitteln:

- Pulsstatus
- Ratio zwischen dopplersonographischem Verschlußdruck und systemischem Blutdruck (Ratio bis etwa 0,8 entspricht einem Normalbefund; kleiner 0,8 einer pAVK mit 2 Einschränkungen: der Mönckeberg-Mediasklerose und dem chronisch interstitiellem Beinödem)
- Angiographie

Behandlung

Die Behandlung des Ulcus cruris arteriosum muß an dessen Ursache beginnen. Erst nach erfolgter gefäßchirurgischer Rekonstruktion oder bei mangelnder Rekonstruktionsmöglichkeit richtet sich das Hauptaugenmerk auf die Lokalbehandlung des Ulkus.

Ein schmierig belegter Ulkusgrund muß gründlich gereinigt werden; dazu ist die chirurgische Wundreinigung gegenüber der langwierigen und teuren enzymatischen Wundsäuberung zu favorisieren.

Ist die Wunde sauber granulierend, sollte die Wunde in feuchtem Milieu zur vollständigen Abheilung gebracht werden. Das feuchte Milieu ermöglicht Wachstum und Ausbreitung der Zellen.

Nur in feuchtem Milieu wird eine interzelluläre Kommunikation durch frei diffundierende Signalstoffe möglich. Im Gegensatz dazu sollen trockene Nekrosen jedoch trocken gehalten werden, damit eine erwünschte Mumifizierungstendenz einsetzen kann. Unser Therapiekonzept zielt darauf ab, den Wundgrund so zu konditionieren, daß das *intrinsische* Wachstumspotential voll ausgeschöpft werden kann (feuchte Wundbehandlung, hydrokolloidaler Wundverband). Seit der Entdeckung der Bedeutung der verschiedenen Wundheilungsfaktoren sind Bestrebungen im Gange, diese als zusätzliche *extrinsische* Stimuli für die Wundheilung einzusetzen.

In unserer Studie setzten wir autologe PDWHF-Wundheilungsfaktoren ein. Diese werden nach Degranulation autologer Thrombozyten mit Thrombin, welche daraufhin ihre Wachstumsfaktoren aus den ☐-Granula freisetzen, gewonnen und in täglichen Verbandwechseln lokal appliziert.

12 Patienten mit arteriellen Ulzera, welche chirurgisch und konservativ ausgereizt waren, wurden mit den autologen Wachstumsfaktoren behandelt.

6 von diesen Patienten standen unmittelbar vor der Amputation. Einmal wöchentlich stellten sich die Patienten in der Wundsprechstunde zur Kontrolle und Befunddokumentation mit Hilfe eines Wundscores, einer Ulkusplanimetrie und einer Fotodokumentation vor.

Die Ulkusanamnese betrug im Mittel 46,5 Monate, die Behandlungsdauer erstreckte sich über einen Zeitraum von 4–44 Wochen, median 21 Wochen.

- Vier von 12 Patienten erzielten einen vollständigen Wundschluß;
- ein Patient steht kurz vor dem Wundschluß.

Drei Patienten erreichten sowohl eine deutliche Verbesserung der klinischen Symptomatik als auch eine Verkleinerung des Befundes.

Bei 5 von 6 Patienten konnte eine Amputation bzw. Nachamputation vermieden werden. Zwei Patienten sprachen auf die Therapie nicht an;

- ein Patient verstarb kurz nach Beginn der Therapie an Herz-Kreislauf-Versagen.

- Ein Patient mit freiliegender Os metatarsale I-Basis bei zusätzlichem Hallux valgus erreichte die Epithelialisierung nach 22 Wochen.

Die Ansprechrate auf unsere Therapie bei extrem vorselektioniertem Patientengut betrug 75%.
Andere Autoren kommen zu ähnlichen Ergebnissen.

- Knighton 86': Ulzera unterschiedlicher Genese 100% Ansprechrate in 10,6 Wochen (beeindruckende Ergebnisse ohne Kontrollgruppe)
- Steed 92': Diabetische Ulzera- 94% Ulkusreduktion mit PDWHF versus 73% unter konservativer Therapie
- Holloway 93': 80% versus 29% bei diabetischen Ulzera

Eine Kosten-Nutzen-Aufstellung zeigt, daß die vermeintlich hohen Therapiekosten mit etwa 5700,- DM pro Patient keinesfalls den Umfang der herkömmlichen Therapieaufwendungen übersteigen.

Zusammenfassung

Bei strenger Indikationsstellung können wir die lokale Therapie mit autologen thrombozytären Wachstumsfaktoren bei Patienten mit austherapierten arteriellen Ulcera cruris aufgrund der klinischen Ergebnisse empfehlen.

KAPITEL 36

Humanes Wundheilungsmodell für molekularbiologische Untersuchungen der verschiedenen Phasen der Wundheilung

S. GEBAUER, J.-B. PETRI, B. HAUPT, K. HERRMANN und
U.-F. HAUSTEIN

Einleitung

Kenntnisse über die komplexe Physiologie der Wundheilung sind notwendig, um Einblicke in deren Pathophysiologie zu erhalten und Wundheilungsstörungen effektiv behandeln zu können. Die Regulation der zeitlichen Abfolge der funktionell unterschiedlichen Phasen der Wundheilung war für uns von besonderem Interesse.

Fragestellung

1. Variiert die Expression von ICAM-1 im Verlauf der Wundheilung?
2. Ändert sich die Migrationsfähigkeit von Granulationsfibroblasten aus unterschiedlichen Phasen der Wundheilung und korreliert diese mit der Expression des PDGF-Rezeptors?

Methoden

Von gesunden Spendern (22–24 Jahre alt) wurde Haut am Tag 0 und Granulationsgewebe an den Tagen 3, 6, 9 und 14 nach Wundsetzung entnommen. Es wurden aus diesen Gewebestückchen Fibroblastenzellkulturen im Monolayer gezüchtet und bis zur 4.–6. Passage vermehrt. Außerdem wurde Gewebe für Kryostatschnitte in Paraformaldehyd und Sacharose eingebettet.

Ergebnisse

1. Mittels In-situ-Hybridisierung mit einer ICAM-1-Sonde konnte gezeigt werden, daß die mRNA-Gleichgewichtsmenge von ICAM-1 am Tag 3 signifikant erhöht ist. In Schnitten normaler Dermis sind hingegen nur wenige positive Signale zu sehen. Am Tag 14 nach Wundsetzung sind die Signale deutlich reduziert. Anhand der kultivierten Granulationsfibroblasten wurde mittels Northern-Blot gezeigt, daß ICAM-1 in den Granulationsfibroblasten vom Tag 3 und 6 im Vergleich zu ruhenden dermalen Fibroblasten hochreguliert ist. Im weiteren Verlauf kehrt die Expression nahezu auf den Ausgangswert zurück. Auf Proteinebene konnte mittels Durchflußzytometrie ein gleicher Verlauf für die Rezeptorexpression von ICAM-1 dargestellt werden.
2. Die Untersuchung der Fibroblasten-Chemotaxis in der Boyden-Kammer mit PDGF AB als Chemoattraktans ergab für die Granultionsfibroblasten vom Tag 3 die höchste chemotaktische Potenz gefolgt von Tag 6 und 9. Im Northern-Blot zeigten die Transkripte für den PDGFβ-Rezeptor Maxima an den Tagen 6 und 9. Die Analyse der mRNA für den PDGFα-Rezeptor ergab keine signifikante Veränderung im Verlauf der Wundheilung. Die Rezeptoranalyse auf Proteinebene mittels Durchflußzytometrie korrelierte mit den mRNA-Daten.

Schlußfolgerungen

1. Die Ergebnisse zeigen, daß ICAM-1 besonders in den frühen entzündlichen Stadien der Wundheilung im Granulationsgewebe hochreguliert ist. Hierbei korrelierten die In-vivo- mit den In-vitro-Daten. Die in-vitro-kultivierten Granulationsfibroblasten zeigten ein gleiches Expressionsmuster für die ICAM-1-mRNA und behielten dies über mehrere Zellkulturpassagen. Über die Funktion von ICAM-1 auf den Fibroblasten während der Wundheilung kann nur spekuliert werden. Neben der Zell-Zell-Kommunikation mit immunkompetenten Zellen in der frühen entzündlichen Phase der Wundheilung ist auch eine Beteiligung an der Regulation der Fibroblastenmigration denkbar.

2. Die Ergebnisse unterstützen die Annahme, daß PDGF in der frühen Phase die Einwanderung von Fibroblasten stimuliert. In diesen Prozeß ist der PDGFβ-Rezeptor involviert, während die Expression von PDGFα-Rezeptoren im Verlauf der Wundheilung keinen Veränderungen unterliegt. PDGFβ interagiert nur mit der B-Kette des Zytokins PDGF, so daß lediglich PDGF-AB und -BB die Migration stimulieren dürften und PDGF-AA unwirksam ist.

TEIL XII

Poster

KAPITEL 37

Die nekrotisierende Fasziites. Welchen Einfluß haben chirurgische Intervention und postoperative Wundversorgung auf den Krankheitsverlauf?

S.C. Schmidt, St. Piatek, Th. Manger und H. Lippert

Die nekrotisierende Fasziites ist eine sich rasch ausbreitende Entzündung des Epifaszialgewebes. Ein erhöhtes Erkrankungsrisiko besteht bei Patienten mit einem supprimierten Immunsystem. Insbesondere Patienten mit Diabetes mellitus, Ischämie der kleinen Gefäße, Tumorleiden, chronischem Drogenabusus und Adipositas sind überdurchschnittlich von der Erkrankung betroffen. Bakteriologisch wird eine Mischflora aus aneroben und äroben Keimen vorgefunden. Nach wie vor geht die Fasziites mit einer hohen Letalität einher. Nur durch eine frühzeitige Diagnose und eine sofortige, radikale chirurgische Intervention in Kombination mit einer adäquten postoperativen Wundversorgung kann die Prognose der Patienten verbessert werden. Bewährt hat sich die mehrmals tägliche Wundspülung mit 0,1%iger Lavasept®-Lösung (Polyhexanid). Kompromisse bei den Debridements sowie die alleinige Inzision und Drainage sind falsche Therapiekonzepte, die fatale Folgen haben können.

Anhand einer eigenen Beobachtung sowie an mehr als 1000 Fallberichten aus der Literatur werden die Ursachen für die hohe Letalität der Erkrankung sowie die Rolle der postoperativen Wundbehandlung diskutiert.

KAPITEL 38

Identifizierung von neuen Genen mittels Differential-Display in der menschlichen Wunde

M. BERGMANN, K. MANGASSER-STEPHAN, W. MUTSCHLER und R. HANSELMANN

Einleitung

Die Wundheilung stellt einen komplizierten Prozeß von Veränderungen der beteiligten Zellpopulationen dar. Fibroblasten, Makrophagen, Endothelzellen und Epithelzellen interagieren miteinander und beeinflussen sich gegenseitig. Hierbei ist ein komplexes Netzwerk von Signal- und Regulationssubstanzen erforderlich, die genetisch gesteuert werden. Nur wenn dieses feinabgestimmte dreidimensionale Wechselspiel geordnet abläuft, kann eine Wunde heilen.

Ziel ist es, in gut heilendem und chronischem humanen Wundgewebe unterschiedliche Genaktivitäten mit der Differential-Display-Methode (DDRT) zu entdecken und zu charakterisieren. Dies kann zu einem besseren Verständnis der Wundheilung und möglicherweise zu neuen Therapieansätzen führen.

Material und Methoden

Die Differential Display Methode

Die Differential-Display-Methode wurde 1992 von Liang und Pardee [1] entwickelt um Gene zu identifizieren und isolieren, die in verschiedenen Zellen zu bestimmten Zeitpunkten oder Zuständen unterschiedlich exprimiert werden. Dabei vergleicht man die ca. 15 000 mRNA-Moleküle pro Zelle, die mit enzymatischen Methoden (Reverse Transkription und Polymerasenkettenreaktion, PCR)

Identifizierung von neuen Genen mittels Differential-Display

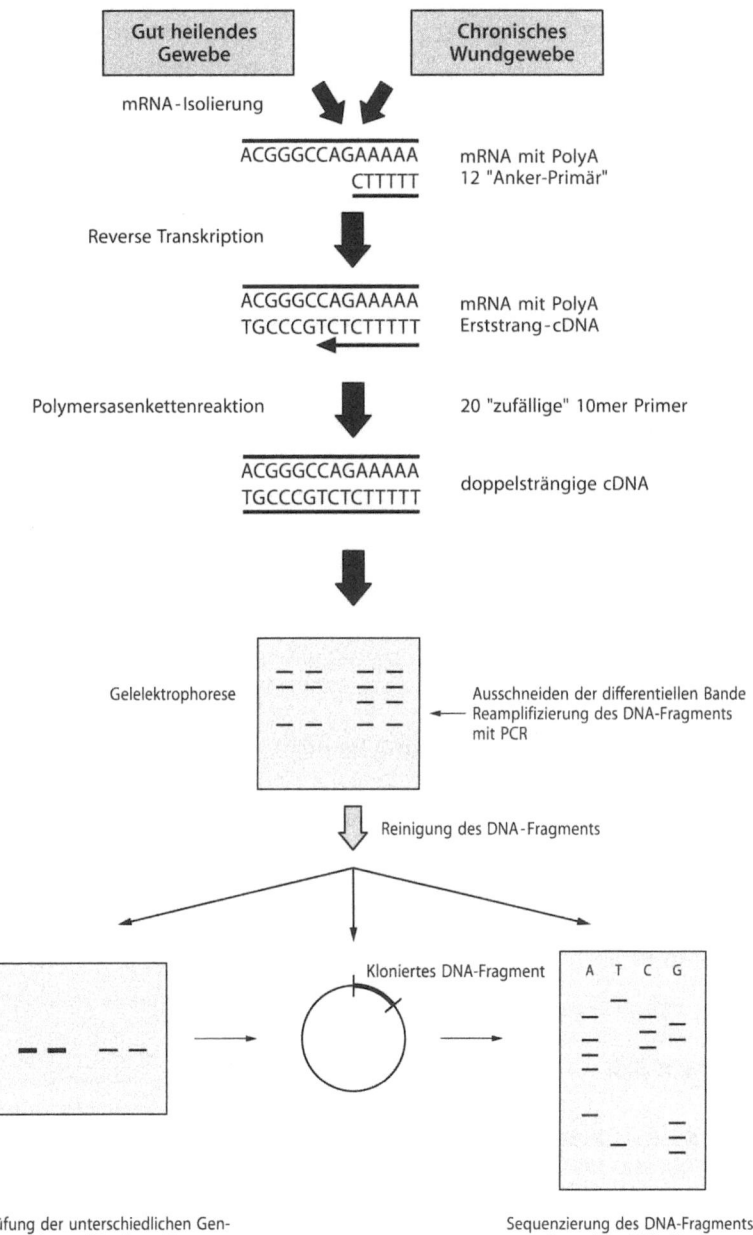

Abb. 38.1. Anwendung der Differential-Display-Methode auf Wundgewebe

und 240 Primerkombinationen (Primer: Startmoleküle der PCR) auf Polyacrylamidgelen mittels Elektrophorese dargestellt werden. Dabei wurden bisher vier gut heilende und vier chronische Wunden untersucht. Das folgende Schema vermittelt einen Überblick über die einzelnen Reaktionen (Abb. 38.1).

Gewebe und RNA-Isolierung

Acht Gewebeproben (vier gut heilende und vier chronische Wunden) wurden während der Operation entnommen und in flüssigem Stickstoff schockgefroren. Folgende Kriterien dienten zur Einordnung des Wundgewebes: Als gut heilende Wunde galt eine offene Defektwunde, die innerhalb kurzer Zeit viel Granulationsgewebe entwickelte, gut vaskularisiert und zu einem schnellen Wundverschluß führte. Als eine schlecht heilende Wunde wurde Gewebe bezeichnet, das keine Heilungstendenz aufwies. Nach dem Aufschluß des Gewebes mittels eines Homogenisators wurde die mRNA mit einem kommerziellen mRNA Purification-Kit (Pharmacia) isoliert.

Differential-Display und Gelelektrophorese

mRNA-Differential-Display wurde mit einigen Veränderungen nach Lohmann et al. [2] durchgeführt. Nach dem Lauf der PCR-Produkte auf einem denaturierendem Polyacrylamidgel wurden die amplifizierten DNA-Fragmente mit der Silberfärbung nach Bassam et al. [3] sichtbar gemacht.

Northern Blot

Die RNA-Isolierung wurde nach dem Protokoll von Chomczynski und Sacchi [4] durchgeführt. Für die Northern Blot-Analyse wurden 20 g Gesamt-RNA pro Lane aufgetragen und nach der Elektrophorese und dem Blotten auf eine Nylonmembran gegen ein aus dem Polyacrylamidgel eluiertes PCR-Produkt ($T_{12}AG/A6$) (nichtradioaktiv-gelabelt) hybridisiert.

Ergebnisse

Mit den acht untersuchten Gewebeproben wurden insgesamt 200 PCR-Reaktionen durchgeführt. Bisher wurden zwei Banden identifiziert, die in gut heilendem Gewebe (GW) eine stärkere Konzentration als in schlecht heilendem (SW) aufwiesen. Die Bande GW $T_{12}AG/A6$ wurde zwecks Überprüfung der Differential-Display-Bande auf einen Northern Blot hybridisiert und zeigte hier jedoch eine gleichmäßige Expression sowohl in den gut- wie in schlechtheilenden Wundgewebe-Biopsien.

Diskussion

Differential-Display ist eine neue Methode mit der es möglich ist selbst unterschiedlich exprimierte low-copy-genes zu detektieren. Seit ihrer Entwicklung 1992 [1] wurden mit dieser Technik eine Vielzahl von Genen identifiziert, denen eine Bedeutung in der Pathophysiologie von Krankheiten zukommt, wie beispielsweise bei der Entwicklung von Brustkrebs [5] und Prostata-Karzinomen [6] oder auch Differenzierungsvorgänge bei Makrophagen [7]. Auch in unserer Arbeitsgruppe wurde die mRNA-DDRT Methode erfolgreich eingesetzt. So konnten wir in synovialen fibroblastoiden Zellen von Patienten mit rheumatoider Arthritis ein neues Gen; das Semaphorin E-Gen entdecken. Im Vergleich mit gesunden Synovialzellen zeigte sich eine erhöhte Expression des humanen Semaphorin E-Gens in diesen Zellen der Rheuma-Patienten [8].

Die Differential-Display-Methode ergibt reproduzierbare Bandenmuster der amplifizierten mRNA, die Voraussetzung für die Identifizierung und Isolierung von Genen sind. Ein Problem bei der Methode ist die Entstehung falsch positiver Proben. Um diese zu reduzieren, ist es z.B. wichtig, von jeder Probe einen Doppelansatz anzusetzen und nur solche Differential-Display-Banden auszuschneiden, die in beiden Proben vorhanden sind. Schwache, nicht reproduzierbare Banden werden nicht berücksichtigt. Eine andere Möglichkeit ist, auch mehrere RNA-Proben parallel zu testen. Differentiell exprimierte Gene, die bei einem einheitlich ablaufendem Prozeß, wie beispielsweise bei der Zelldifferenzierung im Wundgewebe aktiviert oder evtl. deaktiviert sind, sollten in unterschiedlichen RNA-Gewebeproben zu identifizieren sein [9].

Literatur

1. LIANG P, PARDEE A (1992) Differential Display of eukaryotic mRNA by means of the Polymerase Chain Reaction. In: Science 257:967-971
2. LOHMANN J, SCHICKLE H, BOSCH TCG (1995) REN Display, a rapid and efficient method for nonradioactive Differential Display and mRNA-Isolation. In: Biotechniques 18(2):200-202
3. BASSAM B, CAETANO-ANOLLES G, GRESSHOF P (1991) In: Anal Biochem 196:80-83
4. CHOMCZYNSKI P, SACCHI N (1987) In: Anal Biochem, 162:156-159
5. LIANG P, AVERBOUKH L, KEYOMARSHI K, SAGER R, PARDEE A (1992) Differntial Display and cloning of mRNA from human breast cancer versus mammary epithelial cells. In: Cancer Research 52:6966-6968
6. MEYER-SIEGLER K, HUDSON PB (1996) Enhanced expression of macrophage migration inhibitory factor in prostatic adenocarcinoma metastases. In: Urology 48(3)
7. REHLI M, KRAUSE SW, SCHWARZFISCHER L, KREUTZ M, ANDREESEN R (1995) Molecular cloning of a novel macrophage maturation-associated transcript encoding a protein with several potential transmembrane domains. In: Biochemical and Biophysical Research Communications 217(2):661-667
8. MANGASSER-STEPHAN K, DOOLEY S, WELTER C, MUTSCHLER W, HANSELMANN R (1997) Identification of human semaphorin E gene expression in rheumatoid synovial cells by mRNA differential display. In: Biochemical and Biophysical Research Communications
9. LIANG P, BAUER D, AVERBOUKH L, WARTHOE P, ROHRWILD M, MULLER H, STRAUSS M, PARDEE A (1995) Analysis of altered Gene Expression by Differential Display. In: Methods in Enzymology 254:304-321

KAPITEL 39

Autologe Keratinozyten des Haarfollikels in der Therapie des chronischen Ulcus cruris

A. Meichlböck und I. Moll

Einleitung

Bei der Behandlung von Ulcera crurum hat sich seit den 70er Jahren die Transplantation von autologen Keratinozyten, gezüchtet in Zellkulturen (sog. Sheets), etabliert (Rheinwald/Green). Entscheidende Rolle bei der Heilung spielen hierbei eine Reihe der von den Keratinozyten-Sheets sezernierten Wachstumsfaktoren, z. B. NGF, EGF, TGF, und weniger das Einwachsen der Zellen. Zunehmend kommen auch isolierte Keratinozyten zum Einsatz. Diese induzieren eine Reepithelialisierung vom Rand her; die Ausbildung von Epithelinseln in einem Ulkus wird eher selten beobachtet, diese kommen am ehesten durch proliferierende Keratinozyten aus überlebenden Haarfollikeln zustande.

Aufbauend auf diesen Erkenntnissen begannen wir, autologe Keratinozyten aus der äußeren Wurzelscheide des Haarfollikels zu isolieren, da deren Gewinnung einfach und leicht wiederholbar ist und sie nach kurzer Verarbeitungszeit (ca. 1,5 Stunden) applizierbar sind. Auch dadurch wollen wir die von den Keratinozyten gebildeten Wachstumsfaktoren nutzen. Insbesondere Barthaare sind für dieses Methode sehr geeignet, da sich hier die meisten anagenen Follikel finden; alternativ verwenden wir Haare vom Hinterkopf. Voraussetzung ist eine ausreichende Grundbehandlung des Ulkus sowie ein nicht allzu großer Defekt (Durchmesser bis ca. 5 cm).

Material und Methodik

Wir behandelten 36 Pat. mit chronischen, nicht heilenden Ulcera crurum venöser und/oder arterieller Genese (aufgrund chronisch venöser Insuffizienz, AVK, Diabetes mellitus) sowie Malum perforans, bei denen sich in den letzten 3 Monaten keine Befundbesserung ergeben hatte.

Die Keratinozyten isolierten wir aus Zellen der äußeren Wurzelscheide von Haarfollikeln nach Entfernung des Bulbus. Hierzu wurden max. 50 Kopf- oder Barthaare epiliert und umgehend in Transportmedium (DMEM, Seromed, mit Zusatz von Penizillin und Streptomyzin) gebracht, ohne Zusatz von Wachstumsfaktoren. Anschließend erfolgte die Spülung mit PBS-Puffer und das Zurechtschneiden des Haars. Mittels Trypsin 0,1%/EDTA 0,02% für 45–60 Minuten wurden nun die Einzelzellen isoliert; die folgende Versetzung mit 10%igem Eigenserum des Patienten diente zur Beendung der Trypsinwirkung. Nach Zentrifugation transferierten wir die Zellsuspension in die Thrombinkomponente eines Fibrinklebers (Tissucol Duo®) und nahmen die übliche 2-Wege-Applikation mit Druckluft vor.

In den meisten Fällen wurden 70 000–100 000 Zellen/ml in Abständen von 6–10 Tagen 1–7 mal bis zur Abheilung bzw. bis zu einer anhaltenden Reepithelialisierungstendenz der Ulzera appliziert.

Unsere Beurteilungskriterien für den Therapieerfolg waren die Größenabnahme des Hautdefekts, meßbar anhand von Schablonen und Planimetrie mit Hilfe eines Flächenerfassungsprogramms, sowie die Granulations- und Reepithelialisierungstendenz.

Voraussetzung für den Erfolg der Keratinozytenapplikation war zunächst die ausreichende Reinigung des Ulkus von nekrotischen Belägen und bakteriellen Verunreinigungen. Hierzu wurden enzymatische Präparate (Fibrolan®, Iruxol®, Varidase®) sowie in Folge Hydrokolloidverbände (Comfeel®, Varihesive®) herangezogen, außerdem erfolgten z.B. Curettagen und Abtragen festhaftender Beläge mit dem Skalpell.

Nach ausreichender Reinigung wurde ein feuchtes Milieu aufrechterhalten durch die Anwendung von Kochsalz-Umschlägen und Hydrokolloid-Verbänden, um die Granulation anzuregen; tiefe Ulzerationen behandelten wir zunächst mit autologen, kultivierten Fibroblasten, um Granulationsgewebe zu induzieren.

TPL-Ablauf

Am Tag der Transplantation wurden ein Abstrich aus dem Ulkus entnommen und eine Schablone angefertigt. Danach wurden für ca. 2 Stunden Kochsalz-Umschläge appliziert, anschließend folgte die 2-Wege-Sprühapplikation unter sterilen Bedingungen; als Verband kam Mepitel®-Gaze zur Anwendung. Der Patient hielt in Folge 3 Tage strenge Bettruhe ein, um ein ausreichendes Angehen der Zellsuspension ohne mechanische Belastung zu ermöglichen; auch wurden keine Verbandwechsel durchgeführt.

Am 4. Tag wurde dann der Verband entfernt, Kochsalz-Umschläge kamen zur Anwendung; je nach Befund und Bakteriologie erfolgte in den nächsten 3-4 Tagen der Verband mit einer antibiotikahaltigen Gaze (Fucidine®, Refobacin®, Sofra-Tüll®, antibiogrammgerecht) oder einem Hydrokolloid-Dressing. Bei massiver bakterieller Besiedlung wurden auch systemische Antibiosen eingesetzt.

Am 6.-7. Tag applizierten wir dann meist erneut Keratinozyten.

Ergebnisse

In 31 Fällen führte bereits die erste Applikation von isolierten Haarkeratinozyten zur Induktion einer zentripetalen Reepithelialisierung. Da diese in der Regel nach einer Woche nachließ, führten wir entsprechend weitere Applikationen (1-7mal) bis zur Abheilung bzw. anhaltenden Reepithelialisierungstendenz der Ulzera durch. Damit konnten wir bei 17 Patienten gute und in 8 Fällen sehr gute Ergebnisse in 2-4 Wochen erzielen. In allen Fällen konnte nach Applikation der Keratinozyten ein deutlicher Rückgang der Schmerzen verzeichnet werden (Tab. 39.1).

Fallbeispiel

Eine 61jährige Patientin (Fall 25) mit CVI hatte seit Jahren Ulzera ohne Heilungstendenz. In wöchentlichen Abständen wurden ihr insgesamt 7mal autologe Haarkeratinozyten appliziert. Nach 3-maliger Applikation zeigte sich eine deutliche Reepithelialisierung, nach der letzten Applikation die Abheilung des Ulkus.

Tabelle 39.1. Übersicht über die Anzahl der Applikationen und Ergebnisse

Fall	Alter	w/m	CVI	AVK	Applikationen	Epithelialisierung
1	62 J	m		x	1x	++
2	80 J	w	x	x/Dm	2x	++
3	70 J	m	x		3x	+
4	70 J	m	x		2x	++
5	69 J	w	x		1x	–
6	72 J	w	x		1x	++
7	76 J	w	x	x	2x	++
8	78 J	m	x		5x	++
9	55 J	w	x		1x	++
10	66 J	w	x		6x	+
11	46 J	m	x		3x	–
12	83 J	m	x		4x	+
13	64 J	m	x		3x	+
14	68 J	m	x	x	2x	+
15	76 J	w	x		2x	+
16	44 J	m	x		2x	+
17	65 J	m	x	x	3x	+
18	36 J	m			4x	+
19	64 J	m			1x	+
20	71 J	m	x		1x	+
21	80 J	m	x		3x	+
22	72 J	w	x		1x	–
23	75 J	w	x		5x	+
24	77 J	m		x/DM	3x	++
25	61 J	w	x		7x	++
26	88 J	w		x	6x	++
27	59 J	w	x		5x	+
28	82 J	w	x		1x	–
29	55 J	w	x		3x	++
30	63 J	m		DM	4x	+
31	60 J	w		x/DM	3x	+
32	76 J	w	x	DM	3x	+
33	42 J	w	posttraumatisch		5x	+
34	81 J	w		x	3x	+
35	59 J	m	x		2x	+
36	67 J	m		DM	1x	–

+ = beginnende Epithelialisierung (4–7 mm/Applikation), ++ = gute Epithelialisierung (>7 mm/Applikation), – = keine Epithelialisierung, J = Jahre, w = weiblich, m = männlich, CVI = chronisch venöse Insuffizienz, AVK = arterielle Verschlußkrankheit, DM = Diabetes mellitus.

Besprechung

Unsere Ergebnisse zeigen den positiven Effekt der Applikation autologer Haarkeratinozyten bei der Therapie von Ulcera crurum. Die typischerweise auftretende zentripetale Reepithelialisierung von den Rändern des Ulkus, der sog. „edge-effect", stand bei unseren Untersuchungen im Vordergrund. Offensichtlich werden dabei die randständigen Keratinozyten zur Proliferation und Migration gebracht. Ähnliche Beobachtungen wurden von uns und anderen bereits auch bei der Transplantation von Keratinozyten-Sheets gemacht. Eine wesentliche Rolle spielen dabei die von Keratinozyten in Kultur in hohem Maß produzierten Wachstumsfaktoren.

Vorteile unserer Methode sind:

- Einfache und nahezu schmerzfreie Gewinnung der Zellen, Wiederholbarkeit der Applikation bei geringem Infektionsrisiko
- Keine Notwendigkeit von Anästhesien
- Vermeidung längerer Bettruhen mit den daraus resultierenden möglichen Komplikationen

KAPITEL 40

Das bundesweite Schulungsprogramm für Orthopädie-Schuhmacher zur Primär- und Sekundärprävention des diabetischen Fußes

F. BISCHOF, C. MEYERHOFF, K. TÜRK, D. STOCK und J. HAISCH

Eines der erklärten Ziele der St.-Vincent-Deklaration war es, durch geeignete Maßnahmen die Amputationsraten bei Diabetikern um die Hälfte zu senken. Hierzu bedarf es der Schulung und Zusammenarbeit aller Beteiligten: Patient, Familie, Hausarzt, Diabetesspezialist, Diabeteskliniken, Chirurg, Orthopädie-Schuhmacher und Medizinischer Fußpfleger.

Der diabetische Fuß ist eines der am meisten vernachlässigten Folgeprobleme des Diabetikers. Nach epidemiologischen Erhebungen der AOK in Deutschland und Untersuchungen in Schweden und Amerika ist davon auszugehen, daß ca. 14% der Diabetiker jährlich wegen Fußkomplikationen in ärztlicher Behandlung stehen. Bei ca. 10% der Diabetiker wird im Lauf ihres Lebens eine Amputation durchgeführt. Derzeit sind in Deutschland ca. 120 000 von 4 Mio. Diabetikern von Amputation oder offenem Ulkus betroffen. Über die Hälfte der Amputationen wären durch Senkung der Verletzungshäufigkeit, bessere Fußpflege, geeignetes Schuhwerk und Aufklärung der Patienten vermeidbar. Dennoch fehlt es an der Prävention: Nur ca. 5% der Hausärzte untersuchen routinemäßig die Füße ihrer diabetischen Patienten, Orthopädie-Schuhmacher und Medizinische Fußpfleger kennen nicht die Auswirkungen der Neuropathie und die Konsequenzen daraus im Hinblick auf die Schuhanpassung und Fußpflege.

In Deutschland gibt es ca. 3200 Orthopädie-Schuhmacherbetriebe, die zum großen Teil auch eine Fußpflege angegliedert haben. In unserem zusammen mit der Innung für Orthopädie-Schuhtechnik durchgeführten bundesweiten Schulungsprogramm soll den Orthopädie-Schuhmachern das notwendige Grundlagenwissen über Ätiologie und Pathophysiologie des diabetischen Fußes vermittelt werden. Ein besonderes Schwergewicht wird hierbei auf die Rolle der Neuropathie und der Angiopathie beim Zusammentreffen mit vorbestehenden Fußdeformitäten, Verletzungen und Infektionen gelegt. Kenntnisse über einfache diagnostische Methoden zum Abschätzen der Gefährdung (spezielle Anamnese, Inspektion, Pulsstatus, Ratschow-Test, Wattebauschtest, Stimmgabeltest), Prinzipien der Therapie und Vorbeugung, Maßnahmen und Risiken bei der Fußpflege, Leitlinien zur Patientenschulung und -motivation sowie praktische Fertigkeiten in bezug auf Hygiene und Verbandlehre werden in einem Wochenendkurs erworben.

Das Bestehen einer schriftlichen Prüfung über den vermittelten Stoff Voraussetzung für das Zertifikat. Dieses Zertifikat und die Teilnahme an weiteren Kursen mit praktischen Übungen zur Materialkunde und Schuhherstellung in speziellen Lehrwerkstätten der Innung für Orthopädie-Schuhtechnik sind die Grundlagen für die Verhandlungen mit den Krankenkassen, die derzeit von den verschiedenen Landesinnungen geführt werden. Seit Einführung dieser Schulungskurse im Januar 1995 haben ca. 1850 Orthopädie-Schuhmacher an der Schulung teilgenommen, für 1997/98 sind weitere Kurse für ca. 500 Teilnehmer bereits terminlich festgelegt. Außerdem läuft derzeit ein Programm zur Qualitätssicherung und Evaluation dieser Schulungsmaßnahmen an. Dabei sollen die Umsetzung der gelernten Kenntnisse und Fertigkeiten in den einzelnen Betrieben, der Vorteil für den Patienten, die Entwicklung der Amputationshäufigkeit und der volkswirtschaftliche Nutzen untersucht werden.

Springer und Umwelt

Als internationaler wissenschaftlicher Verlag sind wir uns unserer besonderen Verpflichtung der Umwelt gegenüber bewußt und beziehen umweltorientierte Grundsätze in Unternehmensentscheidungen mit ein. Von unseren Geschäftspartnern (Druckereien, Papierfabriken, Verpackungsherstellern usw.) verlangen wir, daß sie sowohl beim Herstellungsprozess selbst als auch beim Einsatz der zur Verwendung kommenden Materialien ökologische Gesichtspunkte berücksichtigen.
Das für dieses Buch verwendete Papier ist aus chlorfrei bzw. chlorarm hergestelltem Zellstoff gefertigt und im pH-Wert neutral.

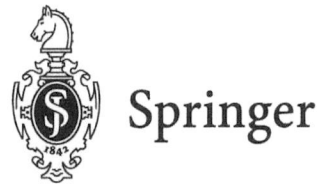

MIX
Papier aus verantwortungsvollen Quellen
Paper from responsible sources
FSC® C105338

If you have any concerns about our products,
you can contact us on
ProductSafety@springernature.com

In case Publisher is established outside the EU,
the EU authorized representative is:
**Springer Nature Customer Service Center GmbH
Europaplatz 3, 69115 Heidelberg, Germany**

Printed by Libri Plureos GmbH
in Hamburg, Germany